ФАНТАСТИЧНИЙ ПОСІБНИК З САТТВІЧНОЇ ДІЄТИ ЙОГИ ДЛЯ ПОЧАТКІВЦІВ

100 фантастичних рецептів, які крок за кроком перенесуть вас у чудовий світ саттвічної дієти для розуму, тіла та душі

Оксана Гостюк

Всі права захищені.

Відмова від відповідальності

Соммаріо

ВСТУП

У кожному з нас є інстинкт дотримуватись чистого та здорового способу життя. Глибоко всередині ми знаємо, що для нас добре, а що ні, але іноді ми вирішуємо ігнорувати тіло та розум. Регулярні заняття йогою допомагають стимулювати ці природні інстинкти. Йога змінює звички і є процесом нормалізації.

Основна мета їжі повинна полягати в тому, щоб надати енергії тілу і розуму, підвищити опірність організму і розвинути розум. Свіжа їжа дарує легкість, щастя, радість і підвищує інтелект. Їжа має бути придатною для розуму, тіла, інтелекту та душі.

Немає особливих правил харчування для тих, хто практикує асану, хоча є багато рекомендацій, головними з яких є вживання натуральних продуктів і їжа в помірних кількостях. Йога рекомендує вегетаріанську дієту, особливо тому, що це підготовка до вищих форм йоги. Було встановлено, що вегетаріанство сприяє внутрішньому спокою та гармонії між тілом і розумом, тоді як споживання м'яса пов'язане з внутрішньою напругою, гнівом, дисгармонією та збільшенням бажань. Вегетаріанство є основою саттвічної дієти.

дієта ідеально дотримується саттвічної або чистої дієти. Збалансований вміст свіжих фруктів, овочів, вареного цільного зерна, молока, бобових, горіхів і насіння, використовуючи поєднання як сирих, так і варених продуктів. Ці продукти збільшують саттва в організмі, оскільки вони легкі, прості та забезпечують усі необхідні поживні речовини. Вони збільшують нашу фізичну та розумову життєву силу, завдяки чому легше відчути ясність, легкість і душевний спокій. Раджасичні страви готуються з великою кількістю олії та спецій. Вони створюють тяжкість і неспокій у розумі. До них відносяться м'ясо і риба. Цибуля та часник також входять до цієї групи, оскільки вони посилюють бажання. Тамасичні продукти - це старі та несвіжі продукти. Вони знижують енергію і викликають лінь. До них належать продукти, які неправильно приготовані або добре пережовані, а також оброблені продукти.

Несвіжі, оброблені та заморожені продукти втратили пранічну енергію. Якщо ми намагаємося їсти тільки саттвічні продукти, наскільки це можливо, ми можемо повільно змінити хімію тіла, оновлюючи травну систему та знімаючи будь-яке навантаження. В ідеалі ми повинні споживати їжу, яка потребує мінімум енергії для перетравлення, щоб залишок енергії можна було використовувати для більш продуктивного використання.

Під час прийому їжі важливо наповнювати шлунок їжею наполовину. Чверть потрібно залишити для води або рідини. Останню чверть залишити порожньою, щоб відбулося травлення. Цей простір необхідний шлунку для збивання їжі з травними соками. В індуїстській культурі також сказано, що останню чверть слід залишити для Господа Шиви.

Їжте, щоб вгамувати голод, не відчуваючи відчуття тяжкості чи ліні. Кажуть, їсти треба тільки те, що необхідно. Щоб дізнатися, скільки вам потрібно їсти, проведіть експеримент. Їжте один раз до відчуття ситості, усвідомлюючи, скільки ви їсте. Звідти половина кількості їжі, це ваша вимога. У шлунку повинно бути достатньо місця, щоб якщо хтось попросив вас поїсти з ними після того, як ви вже закінчили їжу, ви могли зробити це без будь-яких шкідливих наслідків.

Час прийому їжі має бути фіксованим. Таким чином організм починає виділяти травний секрет у певний час. Важливо не пропускати прийоми їжі, щоб організм не впав в паніку і не вирішив накопичити зайвий жир. Змінюйте раціон відповідно до пори року. Не їжте імпортні продукти. Завжди намагайтеся їсти місцеве та свіже. Якщо ви знаєте свою дошу/ пракріті , вибирайте їжу відповідно до неї. Не їжте, коли ви налаштовані, злі або в депресії. Те, як ви думаєте, впливає на ваше травлення. Ви повинні їсти лише тоді, коли ви щасливі та спокійні. Коли ви їсте, зосередьтеся, відчувайте та цінуйте кожен ковток, їжте повільно та дякуйте за їжу, яку вам дали. Пам'ятайте, їжте, щоб жити, і не живіть, щоб їсти.

Ми повинні почати з основ, необхідного для нашого виживання, якщо ми хочемо чогось досягти в йозі. Серед них - дієта та харчування. Ми можемо по-справжньому почати жити повноцінним стилем йоги лише тоді, коли ми пройдемо через перші рівні наших потреб, бажань, інтуїції та інстинктів, готуючи нас до фізичного, розумового, психічного та духовного рівнів.

Найкращі йогічні інгредієнти для чистого харчування

Ці три потужні корені, відомі як коріння Трійці, необхідні для очищення, підтримки та виробництва енергії в організмі.

часник

- Бореться з вірусами і бактеріями.
- Збільшує сексуальну енергію, яку за допомогою практики Кундаліні-йоги можна спрямувати вгору для більшого духовного усвідомлення.
- Їжте сирим, запеченим, приготованим на пару або у формі капсул.

Цибуля

- Універсальна цілюща їжа.
- Очищає і створює нову кров.
- Рекомендується при застуді, лихоманці, ларингіті, діареї.
- Підвищує ясність розуму.
- Їжте сирим (бажано), вичавленим соком або вареним.

Корінь імбиру

- Заспокоює та зміцнює нерви, живлячи спинномозкову рідину.
- Підвищує енергію та життєвий тонус.
- Корисно для жінок у період менструації.

- Пити як чай або сік або використовувати як приправу до основних страв.

Куркума

- Корисний для шкіри та слизових оболонок.
- Корисно для жіночих репродуктивних органів.
- Підвищує гнучкість кісток і суглобів, протизапальний.
- Соте для каррі, запіканок, супів, підлив і соусів.

Чай йоги

- Чорний перець очищає кров.
- Кориця зміцнює кістки.
- Кардамон підтримує товсту кишку.
- Гвоздика зміцнює нервову систему.
- Імбир, при всіх його перевагах, є необов'язковою добавкою.
- Чорний чай (невелика кількість) зберігає все разом.
- Молоко захищає товсту кишку.

СНІДАНОК

Чай йоги

Чай Yogi Tea зміцнює здоров'я, смачний і заспокійливий, а також чудово замінює каву. Чай Yogi Tea сприяє легкому засвоєнню спецій, діючи як сплав для всіх інгредієнтів, створюючи правильний хімічний баланс.

Інгредієнти:

Для кожної чашки:

- 10 унцій води (приблизно 1 1/3 склянки)
- 3 цілих зубчики
- 4 цілі зелені стручки кардамону, подрібнені
- 4 цілих горошини чорного перцю
- $\frac{1}{2}$ палички кориці
- $\frac{1}{4}$ чайної ложки чорного чаю
- $\frac{1}{2}$ склянки молока
- 2 скибочки свіжого кореня імбиру

Напрямки:

Доведіть воду до кипіння і додайте спеції. Накрийте кришкою і кип'ятіть 15-20 хвилин, потім додайте чорний чай. Дайте постояти кілька хвилин, потім додайте молоко і знову закип'ятіть. Не дайте йому закипіти.

Коли він закипить, негайно зніміть з вогню, процідіть і за бажанням підсолодіть медом.

Харчування
Калорії: 0
Вуглеводи: 0 г
Жири: 0г
Білок: 0 г

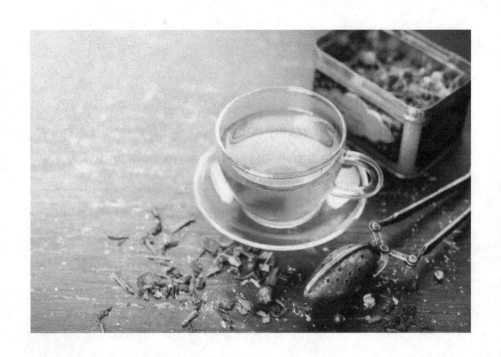

Артишокова вода

- 2 артишоки

Зріжте стебла артишоків і відріжте верхній дюйм від листя. Наповніть велику каструлю водою і доведіть до кипіння. Додайте артишоки і кип'ятіть протягом 30 хвилин або поки ви не зможете легко відірвати нижнє листя артишоку. Вийміть артишоки та збережіть для перекусу. Дайте воді охолонути, а потім випийте її чашку. Це допоможе вашій печінці детоксикувати себе та весь організм.

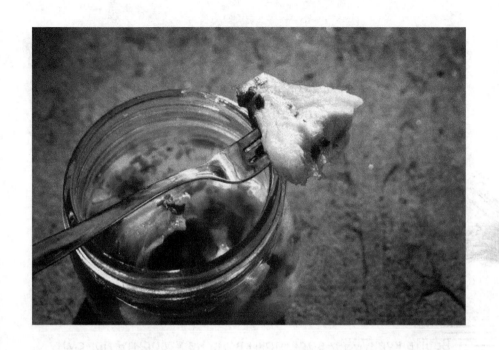

Молоко з золотим мигдалем і куркумою

Цей напій особливо корисний для жорстких суглобів і є джерелом мастила для всієї системи.

Інгредієнти:

- 1/8 чайної ложки куркуми
- $\frac{1}{4}$ склянки води 8 унцій молока
- 2 столові ложки сирого мигдального масла
- Мед за смаком

Напрямки:

Варіть куркуму у воді, поки вона не утворить приємну пасту. Рекомендований час приготування 8 хвилин, за потреби можна додати більше води. Тим часом доведіть до кипіння молоко з мигдальним маслом. Як тільки закипить, зніміть з вогню. З'єднайте дві суміші.

Додати мед за смаком.

Харчування

Розмір порції: 1 чашка

Калорії: 45

Жири: 2,5 гр

Вуглеводи: 5 г

Цукор: 2,5 г

Клітковина: 1,5 г

Білок: 1 г

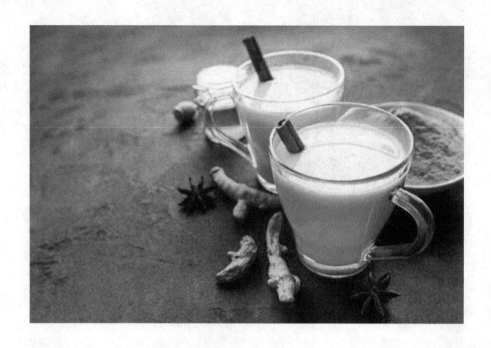

Похмільний помічник Scramble

- 3 яйця
- 1 чайна ложка оливкової олії
- 4 спаржі
- ½ склянки помідорів черрі або винограду, розрізаних навпіл або на четвертинки
- Перець чорний, за смаком

Розбийте три яйця в миску і перемішайте. Розігрійте олію в невеликій сковороді. Додати спаржу та помідори і варити, поки спаржа не стане м'якою. Додати яйце і варити до готовності. За бажанням посипте свіжомеленим чорним перцем.

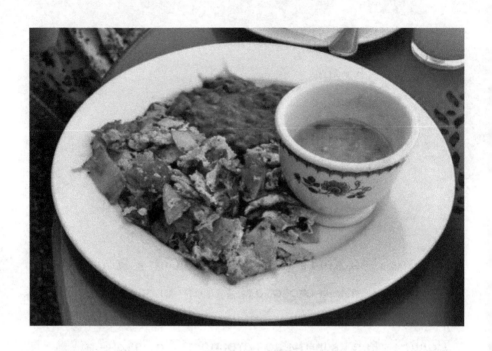

Млинці з манної крупи та карамболі

Цей легкий рецепт ідеально підходить для недільного ранкового сніданку. Подавайте їх із гострим тамариндовим чатні

Обслуговує 4
Час підготовки: 20 хвилин
Час приготування: 15 хвилин

Інгредієнти

- 1 склянка крупи грубого помелу або звичайного пшеничного крему
- 1 стакан натурального йогурту
- Сіль, за смаком
- Поливати кімнатної температури, за потреби
- 1/4 чайної ложки розпушувача
- 1/4 чайної ложки насіння карамболю
- 1/4 маленької червоної цибулі, очищеної і дрібно нарізаної
- невеликий червоний болгарський перець, очищений від насіння і дрібно нарізаний
- 1/2 невеликого помідора, очищеного від насіння і дрібно нарізаного
- ложки рослинного масла

Напрямки

Змішайте манну крупу, йогурт і сіль у мисці середнього розміру; добре перемішати. Додайте від

1/4 до 1/2 склянки води, щоб отримати консистенцію тіста для млинців, переконавшись, що в ньому немає грудочок. Додайте розпушувач. Відставте приблизно на 20 хвилин.

В окремій мисці створіть начинку. Змішайте насіння карамболю, цибулю, болгарський перець і помідори. Розігрійте сковороду на середньо-низькому рівні. Додайте кілька крапель олії. Викладіть приблизно 1/4 склянки тіста в центр сковороди. Він повинен мати товщину звичайного млинця. Коли тісто почне готуватися, на поверхні почнуть з'являтися бульбашки.

Додайте невелику кількість начинки на млинець, поки він ще вологий. Обережно натисніть тильною стороною ковша. Додайте кілька крапель олії навколо боків млинців, щоб вони не прилипали.

Переверніть млинець і обсмажте іншу сторону приблизно 2 хвилини. Зніміть млинець з вогню і викладіть на сервірувальну тарілку. Продовжуйте так, поки не закінчиться все тісто. Подавати теплим.

Харчування
165 калорій
27 г вуглеводів
0 Жири
7 г білка

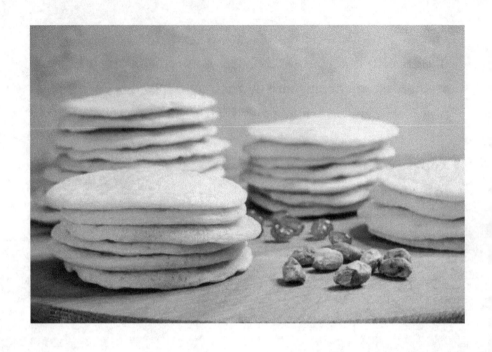

Чаша для полуничного смузі годжі та чіа

Загальний час: 5 хвилин
Вихід: 1

Інгредієнти

- 1 т ягід годжі
- 1Т полуниці
- 1-дюймова паличка кориці
- 2-4 т насіння чіа
- 1 т кокосової олії
- 16 унцій кокосова вода
- 2 т молочного йогурту з кешью
- 1/3 ц насіння конопель
- 2-3 великих листа капусти
- 1с заморожені ягоди
- ½ замороженого банана

Напрямки

Помістіть ягоди годжі, корицю та насіння чіа в блендер і додайте стільки кокосової води, щоб добре покрити. Дайте настоятися приблизно 10 хвилин. Додайте решту кокосової води та решту інгредієнтів у блендер і обробіть на відповідних налаштуваннях для смузі, додаючи додаткову рідину (кокосову воду, воду або горіхове молоко) для бажаної консистенції.

Харчування
Калорії 150,
Загальний жир 8 г
Всього вуглеводів 14 г
Клітковина 4 г
Білок 6 г

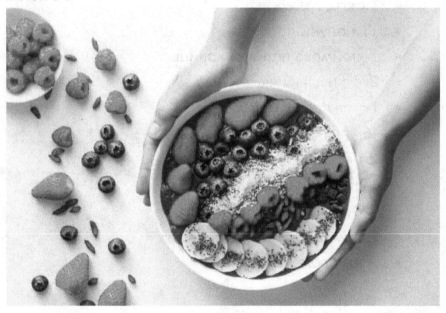

Пшоняні вафлі з шоколадним сиропом і насінням льону

Вафлі кращі за млинці, тому що в них є всі куточки та щілини, які чекають, щоб їх наповнили добром! Вони також чудово підходять для особливих випадків і ледачого недільного ранку, але якщо ви заморозите їх, ви зможете покласти їх у тостер для тих менш ледачих днів тижня. Полити сиропом і посипати насінням льону. Вам потрібно буде замочити зерна на ніч, тому обов'язково сплануйте це відповідно.

Вихід: 4

Інгредієнти

- 1с пшона
- 1с несмаженої гречки або цільного вівса
- ¼ с насіння льону
- ¼ с подрібненої несолодкої кокосової стружки (за бажанням)
- 2 т чорної патоки або агави
- 2 т нерафінованої кокосової олії
- ½ т солі
- 1-3 т меленої кориці
- 1-3 т апельсинової цедри (за бажанням)
- ¼ с насіння соняшнику (за бажанням)
- Шоколадний сироп

Напрямки

Покладіть пшоно, гречку (або овес) і льон у невелику миску, додайте води, щоб вона покрила на дюйм, і залиште на ніч.

Процідіть і злийте воду для замочування. (Воно буде липким!) Помістіть зерна в блендер, бажано не високошвидкісний, але якщо, як я, це все, що у вас є, не хвилюйтеся — вафлі можуть просто вийти щільнішими.

Додайте води, щоб вона ледве покрила зерна (приблизно 1½ склянки). Потім додайте решту інгредієнтів, крім насіння соняшнику. Перемішайте в густе тісто. Частина пшона залишиться цілим і забезпечить приємний хрускіт.

Налийте трохи тіста в гарячу вафельницю. Посипте тісто насінням соняшнику (якщо використовуєте), закрийте та випікайте згідно з інструкціями виробника.

Подавайте з улюбленими начинками або без них.

Ви можете зберігати тісто в холодильнику до п'яти днів.

Харчування

Калорії 181

Загальний жир 6,8 г

Всього вуглеводів 26,3 г

Харчові волокна 3,9 г

Білки 5,3 г

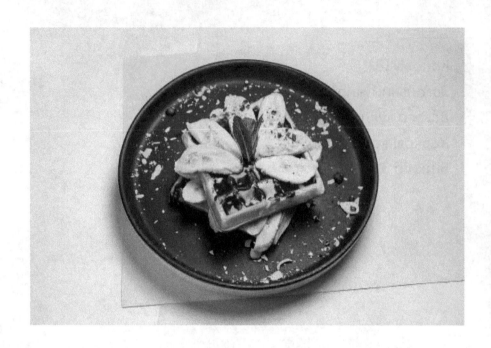

Сніданок Веселих Чемпіонів

Їжте шматочок цієї фрітати щоранку на сніданок.

- 8 органічних яєць
- 1 столова ложка оливкової олії першого віджиму
- 1 чашка дитячого шпинату
- 1 склянка грибів шиітаке, нарізаних кубиками
- 1 чашка нарізаної брокколі
- Сіль і перець за смаком

Розбийте яйця у велику миску і збийте віночком. Відкласти. Розігрійте олію у великій захищеній від духовки сковороді на середньому вогні. Додайте шпинат, гриби, брокколі, сіль і перець і варіть, поки овочі не стануть м'якими. Налийте яйця в сковороду і готуйте, не заважаючи, до готовності, приблизно 2 хвилини. Накрийте кришкою та готуйте 10-13 хвилин до готовності. Викладіть на тарілку і наріжте брусочками.

Скрембл із тофу та капусти

Пікантні південно-західні страви з тофу на 1 з великою кількістю овочів і простим соусом із 5 інгредієнтів

ЧАС ПІДГОТОВКИ 10 хвилин
ЧАС ГОТУВАННЯ 20 хвилин
ЗАГАЛЬНИЙ ЧАС 30 хвилин
Порції 2

Інгредієнти

- 8 унцій надзвичайно твердого тофу
- 1-2 столові ложки оливкової олії
- 1/4 червоної цибулі (тонко нарізаної)
- 1/2 червоного перцю (тонко нарізаного)
- 2 чашки капусти (дрібно нарізаної)

Соус

- 1/2 столової ложки морської солі (зменшіть кількість для менш солоного соусу)
- 1/2 столової ложки часникового порошку
- 1/2 столової ложки меленого кмину
- 1/4 столової ложки порошку чилі
- Вода (до розведення)
- 1/4 столової ложки куркуми (за бажанням)

Для подачі (за бажанням)

- Сальса

- кінза
- Гострий соус
- На сніданок картопля, тости та/або фрукти

Напрямки

Витріть тофу насухо та оберніть його чистим рушником, який вбирає вологу, поклавши зверху щось важке, наприклад чавунну сковороду, на 15 хвилин.
Поки тофу стікає, приготуйте соус, додавши сухі спеції в невелику миску та додавши стільки води, щоб отримати рідкий соус. Відкласти.
Підготуйте овочі та розігрійте велику сковороду на середньому вогні. Коли воно нагріється, додайте оливкову олію, цибулю та червоний перець.
Приправте дрібкою солі та перцю та перемішайте. Варіть до розм'якшення - приблизно 5 хвилин.
Додайте капусту, приправте трохи сіллю та перцем і готуйте на пару протягом 2 хвилин під кришкою.
Тим часом розгорніть тофу та за допомогою виделки подрібніть його на шматочки.
За допомогою лопатки перемістіть овочі в одну сторону сковороди та додайте тофу. Тушкуйте протягом 2 хвилин, потім додайте соус, поливши ним здебільшого тофу та трохи овочі. Відразу перемішуємо, рівномірно розподіляючи соус. Готуйте ще 5-7 хвилин, поки тофу злегка не підрум'яниться.

Подавайте негайно з картоплею на сніданок, тостами або фруктами. Мені подобається додати більше смаку за допомогою сальси, гострого соусу та/або свіжої кінзи. Крім того, заморозьте на 1 місяць і розігрійте на плиті або в мікрохвильовій печі.
відео

Поживність (1 з 2 порцій)
Подача: 1 порція
Калорії: 212
Вуглеводи: 7,1 г
Білки: 16,4 г
Жири: 15,1 г
Клітковина: 2,1 г

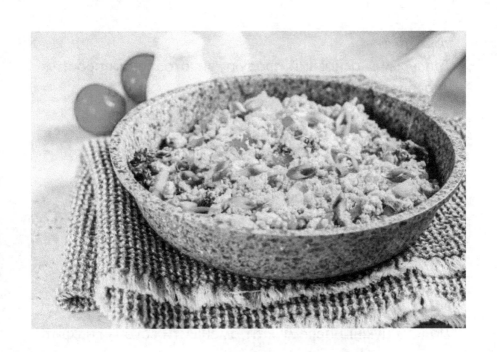

тортилья

Іспанський основний продукт, виготовлений простим способом Retox .

- 2 чайні ложки оливкової олії першого віджиму
- 1 жовта цибулина, нарізана
- 2 цукіні, нарізані
- 8 яєць (або 6 білків і 3 цілих яйця)
- Щіпка солі

Нагрійте олію у великій сковороді на середньому вогні. Додати цибулю і залишити варитися до м'якості. Додати цукіні і перемішати, зменшити вогонь і накрити кришкою. Поки овочі варяться, збийте яйця у великій мисці. Посоліть. Коли кабачки повністю звуряться, влийте яйця і знову накрийте кришкою. Готуйте, поки верх не застигне, або, якщо ви любитель пригод, поставте обідню тарілку на сковороду та переверніть коржик на тарілку. Помістіть його назад у каструлю та готуйте ще 3 хвилини або до готовності дна. Їжте на сніданок чи вечерю з гарніром, або візьміть це на роботу як перекус або в машину як шматочок на пробіжці.

Овес із білками фруктів і кіноа

Вихід: 1
Час приготування: 10 хвилин
Загальний час: 10 хвилин

Здоровий варіант вівса на ніч, наповненого фруктами, білком і кіноа, який не містить глютену, молочних продуктів і веганський!

Інгредієнти

- 1/4 склянки великих пластівців безглютенового вівса
- 1/4 склянки вареної кіноа
- 2 столові ложки веганського білкового порошку натуральної ванілі
- 1 столова ложка меленого насіння льону
- 1 ст.л кориці
- 1/4 банана, пюре
- Кілька крапель рідкої стевії (або 1 чайна ложка чистого меду або кленового сиропу)
- 1/4 склянки малини
- 1/4 склянки чорниці
- 1/4 склянки нарізаних кубиками персиків
- 3/4 склянки несолодкого мигдального молока
- Додаткові начинки: підсмажений кокос, мигдальне масло, мигдаль, насіння, сухофрукти, свіжі фрукти тощо.

Напрямки

У середній мисці з'єднайте овес, кіноа, білковий порошок, мелений льон, корицю та перемішайте, щоб з'єднати

Додайте бананове пюре, стевію (або мед/кленовий сироп), ягоди та персики.

Влийте мигдальне молоко і змішайте інгредієнти.

Поставте в холодильник і залиште на ніч.

Вранці вийміть із холодильника, розігрійте на плиті чи в мікрохвильовій печі або насолоджуйтеся холодним!

Якщо вранці ви виявите, що суміш занадто густа, просто додайте трохи мигдального молока!

Проявіть креативність до начинок... додайте горіхове масло, горіхи, насіння, більше фруктів, кокос тощо !

Харчування

КАЛОРІЇ: 290
ЗАГАЛЬНИЙ ЖИР: 6г
ВУГЛЕВОДИ: 41г

КЛІТКОВИНА: 11 г
БІЛКИ: 19г

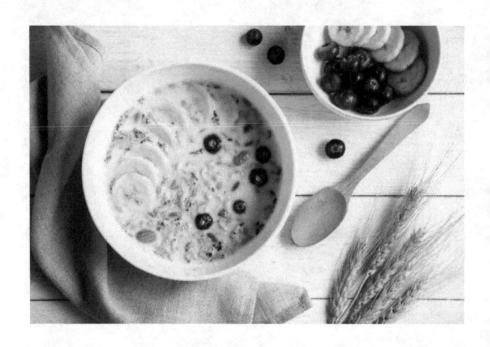

Йогічний морквяний сік

Для цього рецепту можна використовувати соковижималку або високошвидкісний блендер.

- 3 великі моркви, очищені і нарізані
- ¼-дюймовий шматочок очищеного імбиру
- 1-2 листочки м'яти
- Сік або змішайте моркву, імбир і листя м'яти. Пити кімнатної температури.
- Насолода лимонною водою
- ½ лимона
- 8 унцій води кімнатної температури
- ½ столової ложки соди

Вичавіть лимон у склянку. Додайте воду та харчову соду та перемішайте.

Кекси з чорницею та грецьким йогуртом

Вихід: 6 мафінів
Час підготовки: 5 хвилин
Час приготування: 18 хвилин
Загальний час: 23 хвилини

Ці цільнозернові кекси — це легкий сніданок або перекус, який зробить вас приємними та насиченими!

Інгредієнти

- 1/3с білого борошна + 1 ст.л. (зарезервовано)
- 1/3 с пшеничного борошна
- 2/3 чашки білкового порошку
- 1/2 столової ложки розпушувача
- 1/4 столової ложки солі
- 1/2 склянки грецького йогурту з цільним молоком
- 1 яйце
- 1/2 склянки яблучного пюре
- 1/3 склянки цукру
- 1 ст ложка ванілі
- 1 склянка чорниці, свіжої або замороженої (див. примітки щодо замороженої)

Напрямки

Розігрійте духовку до 400 градусів. Вистеліть форму для мафінів плівкою або скористайтеся антипригарним спреєм.

У великій мисці змішайте борошно, білковий порошок, розпушувач і сіль.

У мисці середнього розміру збийте йогурт, яйце, яблучне пюре, цукор і ваніль.

Додайте вологі інгредієнти до борошняної суміші та перемішайте, поки не з'єднається.

Помістіть чорницю в невелику миску і посипте 1 столовою ложкою борошна.
Акуратно скласти чорницю в тісто.

Наповніть підготовлену форму для мафінів, майже заповнюючи кожен мафін доверху. Має вийти приблизно 6 кексів, залежно від розміру форми для кексів.

Випікайте кекси при температурі 400 протягом 18-20 хвилин, доки вони не стануть золотисто-коричневими і вставлена зубочистка не вийде чистою.

Харчування

ВИХІД: 7 РОЗМІР ПОРЦІЇ: 1
КАЛОРІЇ: 165
ЗАГАЛЬНИЙ ЖИР: 2 г
ВУГЛЕВОДИ: 26г
КЛІТКОВИНА: 1 г ЦУКР: 18 г
БІЛКИ: 11 г

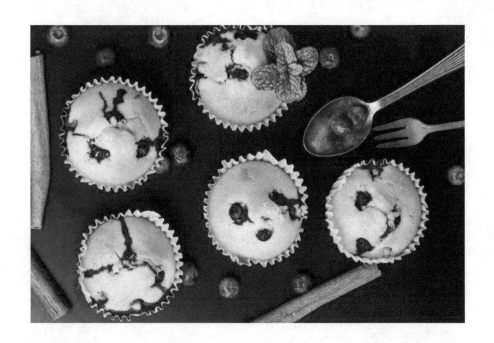

Смузі з фруктами та кокосовим молоком

Робить 4 порції

У цьому смузі традиційні інгредієнти, такі як банани, чорниця, йогурт і мед, зустрічаються з небажаним гостем: несолодким кокосовим молоком. Молоко не тільки допомагає створити ідеальну консистенцію для смузі, але й сприяє травленню, що робить цей солодкий фруктовий смузі корисним для вас.

Інгредієнти

- 1 10-унційний пакет замороженої чорниці або інших фруктів
- 3 стиглих банана
- 1 стакан натурального йогурту
- 1 чашка несолодкого кокосового молока
- 2 столові ложки меду

Як це зробити
У блендері подрібніть чорницю, банани, йогурт, кокосове молоко та мед. Подавайте.

Харчування

Калорії 300
Жир 15 гр

Вуглеводи 43 г
Клітковина 3 г
Цукор 28 г
Білок 5 г

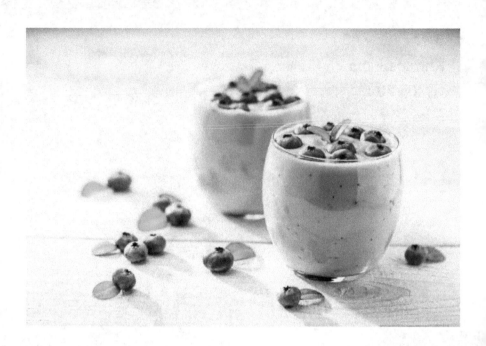

Сонний смузі

Це ідеальний полуденок.

- 2 склянки дитячого шпинату
- 1 чашка мигдального молока
- 1 банан, очищений і нарізаний
- 1 чайна ложка меду

Помістіть усі інгредієнти в блендер і подрібніть.

Смузі успіху

- 1 склянка полуниці, нарізаної
- 1 стакан чорниці
- ⅓ банана, нарізаного шматочками
- 1 чайна ложка меленого насіння льону
- 1 жменя шпинату
- 1 чайна ложка меду

Змішайте все разом і насолоджуйтесь!

Огіркові охолоджувачі чилі

Порцій 4-6
Час підготовки: 15 хвилин
Час приготування: 10 хвилин

Ці їстівні стаканчики, наповнені вершково-часниковим йогуртом, дуже легко зробити. Здивуйте своїх друзів цією насолодою.

Інгредієнти

- 2 середніх огірка без кісточок, очищених від шкірки
- 1/2 чайної ложки насіння кмину
- 1/2 склянки збитого йогурту
- 1 зубчик часнику, очищений
- 1 зелений перець чилі Серрано без насіння
- ложка свіжого лимонного соку
- Кухонна сіль, за смаком
- гілочок свіжої кінзи без черешків

Щоб зробити огіркові чашечки: наріжте огірок хрест-навхрест на 1-дюймові шматочки. Використайте кульку для дині, щоб вичерпати нутрощі. Залиште 1/4-дюймову рамку з боків і знизу. Поставте чашки догори дном на тарілку, вистелену паперовими рушниками, щоб стекла вода. Поставте в холодильник.

Розігрійте сковороду на середньому вогні. Додайте насіння кмину та обсмажте їх до появи аромату приблизно 1-2 хвилини. Постійно помішуйте, щоб насіння не підгоріло. Дайте їм охолонути, а потім грубо потовчіть їх.

За допомогою ручного блендера або ложки для змішування змішайте насіння кмину, йогурт, часник, зелений перець чилі, свіжий лимонний сік і сіль. Перемістіть йогуртову суміш у миску для змішування.

Кінзу дрібно наріжте. Додайте його до йогуртової суміші.

Коли ви будете готові до подачі, покладіть усі чашки огірків на сервірувальну тарілку. Додайте йогуртову суміш ложкою в кожну чашку. Їх можна приготувати заздалегідь і охолодити до подачі.

Харчування

Розмір порції: приблизно 1/2 склянки
Калорії: 50.
Жири: 0г.
Вуглеводи: 12 г.
Клітковина: 1г.

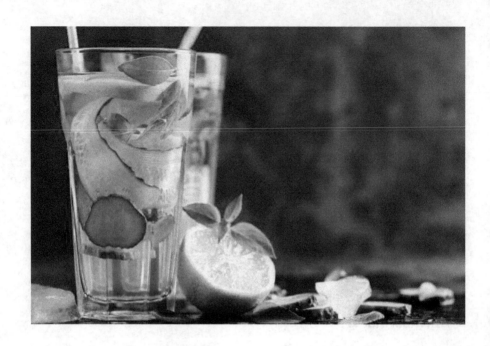

ОСНОВНА СТРАВА

Маш і рис з овочами

Інгредієнти:

- 4 ½ склянки води
- ½ склянки цілих бобів мунг
- ½ склянки рису басматі
- 1 цибулина, подрібнена, і 3 зубчики часнику, подрібнені
- ¾ склянки дрібно подрібненого кореня імбиру
- 3 склянки нарізаних овочів
- 2 столові ложки топленого масла або олії
- ¾ столової ложки куркуми
- ¼ чайної ложки сушеного подрібненого червоного перцю чилі
- ¼ чайної ложки чорного меленого перцю
- ½ чайної ложки коріандру
- ½ чайної ложки кмину
- ½ чайної ложки солі

Напрямки:

Промийте маш і рис. Додайте маш в киплячу воду і варіть, поки вони не почнуть розшаровуватися. Додати рис і варити ще 15 хвилин, періодично помішуючи. Тепер додайте овочі.

Розігрійте топлене масло/олію на сковороді, додайте цибулю, часник і імбир і пасеруйте до прозорості. Додати спеції і варити ще 5 хвилин, постійно помішуючи. При необхідності додайте трохи води.

Додайте це до вареного рису та квасолі. Ви можете замінити овочі як завгодно, а також використовувати замість солі рідкі аміни Брегга, тамарі або соєвий соус. Чудово смакує з йогуртом!

Харчування
131 кал
20 г вуглеводів
4 г жиру
4 г білка

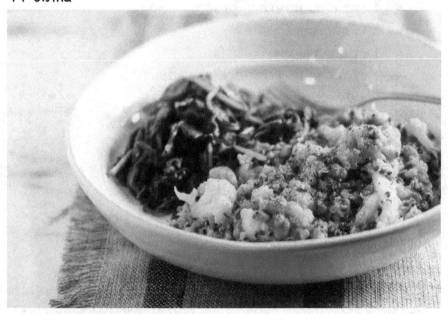

Чорна квасоля та кокосове каррі

Інгредієнти

- ½ склянки чорної квасолі, пророщеної, якщо можливо
- 2 склянки води
- 1 ст ложка олії
- 1 ст ложка насіння гірчиці
- 1 ст ложка насіння кмину
- 1 столова ложка асафетиди
- 1 столова ложка тертого імбиру
- 5-6 листків каррі
- 1 ст.л куркуми
- 1 столова ложка порошку коріандру
- 2 помідори - нарізати
- 1-2 ст.л. _ порошку смаженого арахісу
- Свіже листя коріандру
- Свіжий кокос, тертий
- Цукор і сіль за смаком

метод

Замочіть квасолю у воді на 6-8 годин або на ніч. Зварити квасолю в скороварці або відварити в каструлі.

Розігрійте олію і додайте зерна гірчиці. Коли вони спливуть, додайте насіння кмину, асафетиду, імбир, листя каррі, куркуму та порошок коріандру. Додайте смажений арахіс і помідори.

Додайте квасолю і воду. Продовжуйте час від часу помішувати до повної готовності.
При необхідності додайте ще води. Додати цукор і сіль за смаком, прикрасити листям коріандру і кокосом.

Харчування

200 калорій
13 г вуглеводів
5 г жиру
4 г білка

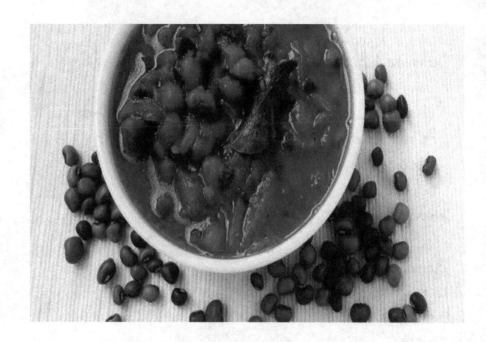

Салат «Щастя».

- 2 чашки дитячого шпинату (або суміші листової зелені)
- $\frac{1}{2}$ авокадо, нарізаного кубиками
- 1 стакан буряка, нарізаного кубиками
- $\frac{1}{4}$ склянки лісових горіхів
- 2 столові ложки оливкової олії першого віджиму
- 1 столова ложка бальзамічного оцту

Покладіть в миску шпинат, авокадо, буряк і фундук. Заправити маслом і оцтом. Киньте і насолоджуйтесь.

Тунець з перцем
- 1 (5 унцій) шматок дикого тунця
- Сік 1 лимона
- $\frac{1}{4}$ склянки чорного перцю крупного помелу
- $\frac{1}{4}$ склянки насіння кунжуту
- 1 столова ложка оливкової олії першого віджиму
- 1 зубчик часнику, тонко нарізаний

Покладіть тунця в миску і полийте свіжим лимонним соком. На плоску тарілку викласти перець і кунжут. Подрібніть тунця в перці/кунжуті та повністю покрийте.

Розігрійте олію та часник у невеликій сковороді на сильному вогні. Додайте тунця в сковороду і готуйте по 1 хвилині з кожного боку. Подавайте з гарніром із смаженого шпинату або гарніром із салатом, заправленим оливковою олією першого віджиму та лимонним соком.

Різотто з коричневого рису

- 1 столова ложка оливкової олії першого віджиму
- 2 зубчики часнику, подрібнити
- 1 великий помідор, нарізаний
- 3 жмені молодого шпинату
- 1 склянка грибів, нарізаних
- 2 склянки суцвіть броколі
- Сіль і перець за смаком
- 2 склянки вареного коричневого рису
- Щіпка шафрану
- Тертий пармезан (за бажанням)
- пластівці червоного чилі (за бажанням)

Розігрійте олію у великій сковороді на середньому вогні. Обсмажте часник, поки він не почне ставати золотистим. Додайте помідори, шпинат, гриби та брокколі. Приправити сіллю, перцем і варити, поки овочі не стануть м'якими. Додайте рис і шафран і перемішайте, щоб сік овочів вбрався в рис. Подавайте теплим або холодним, посипавши пармезаном та/або пластівцями червоного перцю, якщо хочете.

Ретокс Начос

- 1 столова ложка оливкової олії першого віджиму
- 2 зубчики часнику, подрібнити
- 2 склянки дитячого шпинату
- $\frac{1}{2}$ фунта органічного яловичого фаршу
- $\frac{1}{2}$ білої цибулі, нарізаної
- 1 помідор, нарізаний
- $\frac{1}{2}$ авокадо, нарізаного кубиками

Сметана, нарізаний халапеньо, свіжа кінза, на гарнір (за бажанням)

Сині кунжутні чіпси

Розігрійте олію в сковороді на середньому вогні. Додайте часник і варіть, поки він не стане золотистим. Додайте шпинат і пасеруйте, поки не зів'яне, приблизно 5 хвилин. Вийміть з форми і дайте охолонути на тарілці. У ту ж сковороду додайте яловичий фарш, подрібнюючи його дерев'яною ложкою під час варіння. Коли м'ясо приготується, вийміть і викладіть поверх шпинату. Зверху покладіть цибулю, помідори та авокадо. За бажанням прикрасьте шматочком сметани, халапеньо та кінзою. Подавайте з коржовими чіпсами та занурюйтеся!

Паста без купола

- 8 унцій гречаної пасти
- 1 (14 унцій) банка сердечок артишоку (у воді)
- 1 жменя свіжої м'яти
- $\frac{1}{2}$ склянки нарізаної зеленої цибулі
- 2 столові ложки насіння соняшнику (за бажанням)
- 4 столові ложки оливкової олії першого віджиму

Доведіть до кипіння велику каструлю води. Додайте пасту і варіть від 8 до 12 хвилин відповідно до вказівок на упаковці. Під час варіння наріжте серцевини артишоку, а м'яту подрібніть. Коли макарони звaряться, злити пасту і покласти в миску. Додайте артишоки, м'яту, зелену цибулю та насіння соняшнику (якщо вживаєте і не страждаєте від мігрені). Збризніть оливковою олією і перемішайте. Ви можете подавати це гарячим або холодним.

Купол-заспокійливий суп

- 1 столова ложка оливкової олії першого віджиму
- 1 жовта цибуля, нарізана кубиками
- 2 зубчики часнику, подрібнити
- 2 (9 унцій) пакетики дитячого шпинату
- 1 жменя свіжої м'яти, крупно нарізаної
- 2 скибочки імбиру, розміром приблизно з чверть, очищені (за бажанням)
- 1 склянка курячого бульйону (використовуйте овочевий бульйон або воду, щоб приготувати це вегетаріанське)
- 2 щіпки солі

Розігрійте олію в каструлі на середньому вогні. Додайте цибулю та часник і варіть, поки цибуля не стане прозорою. Будьте обережні, щоб часник не підгорів. Додайте шпинат, м'яту та імбир, якщо використовуєте. Коли шпинат почне в'янути, додайте бульйон або воду та сіль. Коли шпинат повністю звариться, зніміть з вогню. Збийте занурювальним блендером або покладіть у блендер порціями та подрібніть **до однорідного стану**.

Золота рибка

- 1 столова ложка оливкової олії першого віджиму
- 2 зубчики часнику
- 1 велика жовта цибуля, нарізана скибочками
- 4 (6 унцій) виловленої дикої тріски Аляски (або виловленої дикої риби на вибір)
- Сік 2-х лимонів
- 1 чайна ложка куркуми

Розігрійте олію у великій сковороді на середньому вогні. Додайте часник і варіть, поки він не почне ставати золотистим. Додати цибулю і обсмажити до прозорості. Рибу вичавити лимонним соком і посипати куркумою. Готуйте рибу по 5 хвилин з кожного боку або поки вона легко не розшарується виделкою. Подавайте з гарніром з рису та овочів.

Salmon Crush Crunch

- 1 (6 унцій) філе лосося
- 3 чайні ложки оливкової олії, розділити
- 2 склянки дитячого шпинату
- 1 склянка нарізаної кубиками брокколі
- 1 чашка вареної кіноа або дикого рису
- 1 чайна ложка насіння льону або кунжуту (за бажанням)

Натріть сьомгу 1 чайною ложкою оливкової олії. Розігрійте сковороду на середньому вогні. Додайте лосось і підніміть вогонь до високого. Готуйте 3 хвилини, потім переверніть і готуйте ще 4 або 5 хвилин, поки воно не розвариться і легко розшарується виделкою. Відкласти. У тій же сковороді розігрійте решту 2 чайні ложки оливкової олії на середньому вогні. Додайте шпинат і брокколі і варіть, поки шпинат не зів'яне, а брокколі не стане м'якою. Додайте кіноа або рис і перемішайте. Посипте насінням льону або кунжуту, якщо використовуєте. Додайте лосось на сковороду і подрібніть його виделкою. Все перемішайте і подавайте в мисці або над листям салату.

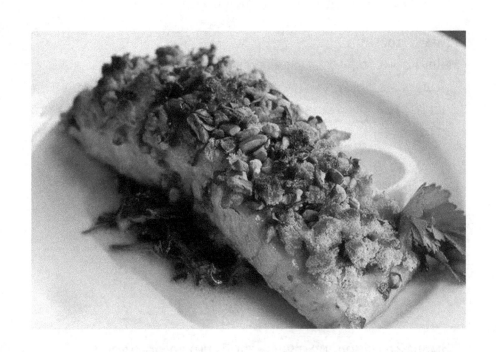

Кіноа табулі

Я використовую це як закуску чи обід, і часто подвоюю кількість і готую одну порцію на тиждень, навіть використовуючи як гарнір до більшого салату чи страви.

- $\frac{1}{2}$ чашки вареної кіноа
- 2 пучка петрушки, дрібно нарізаної
- $\frac{1}{2}$ білої цибулі, нарізаної кубиками
- 1 помідор, нарізаний кубиками
- 1 столова ложка оливкової олії першого віджиму
- Сік 1 лимона

Змішайте кіноа, петрушку, цибулю та помідори в мисці. Заправити оливковою олією і лимонним соком. Перемішайте і насолоджуйтесь.

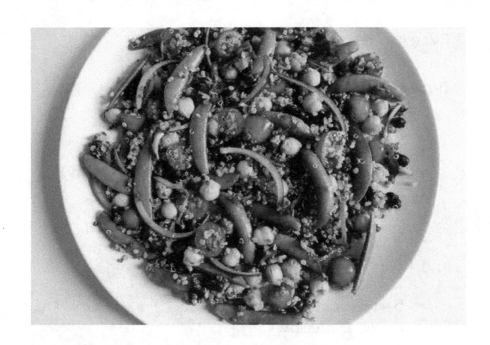

Листкове пшоно, рис і гранат

Інгредієнти

- 2 склянки тонкого похе (плющеного рису)
- 1 склянка листкового пшона або рису
- 1 склянка густої пахти (дуже рідкого йогурту)
- 1/2 склянки шматочків граната
- 5-6 листків каррі
- 1/2 чайної ложки насіння гірчиці
- 1/2 чайної ложки насіння кмину
- 1/8 чайної ложки асафетиди
- 5 чайних ложок олії
- Цукор за смаком
- Сіль за смаком
- Свіжий або сушений кокос - подрібнений
- Свіже листя коріандру

Напрямки

Розігрійте олію і додайте зерна гірчиці.

Коли вони спливуть, додайте насіння кмину, асафетиду та листя каррі.

У велику миску помістіть похе . З'єднайте його з масляною сумішшю спецій, цукром і сіллю.

Коли він охолоне, змішайте йогурт, коріандр і кокос з похе .

За бажанням подавайте з коріандром і кокосом.

Харчування

Калорійність: 334 ккал

Вуглеводи: 23 г

Білок: 5 г

Жири: 26 г

Клітковина: 5 г

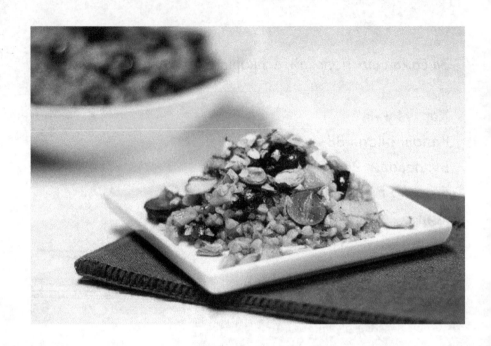

Іспанський нут і макарони

Цей іспанський нут і макарони в одному горщику мають чудовий смак завдяки великій кількості спецій, серцевин артишоку та свіжого лимона.

Час підготовки: 10 хвилин

Час приготування: 40 хвилин

Загальний час: 50 хвилин

Порцій: 4

ІНГРЕДІЄНТИ

- 2 столові ложки оливкової олії
- 2 зубчики часнику
- 1/2 столової ложки копченої паприки
- 1 ст.л меленого кмину
- 1/2 столової ложки сушеного орегано
- 1/4 столової ложки кайенского перцю
- Свіжоподрібнений чорний перець
- 1 жовта цибулина
- 2 склянки сирої веганської пасти
- 1 15 унцій можна кубиками помідорів
- 1 15 унцій можна розділити на четвертинки серця артишоку
- 119 унцій може нут
- 1,5 склянки овочевого бульйону
- 1/2 столової ложки солі (або за смаком)
- 1/4 пучка свіжої петрушки
- 1 свіжий лимон

НАПРЯМКИ

Подрібніть часник і додайте його у велику глибоку сковороду разом з оливковою олією. Варіть на середньому слабкому вогні 1-2 хвилини або просто до м'якості та аромату. Додайте в сковороду копчену паприку, кмин, орегано, кайенский перець і трохи свіжо подрібненого чорного перцю. Перемішайте і обсмажте спеції в розігрітій олії ще одну хвилину.

Цибулю наріжте кубиками і додайте в сковороду. Обсмажте цибулю, поки вона не стане м'якою і прозорою (приблизно 5 хв). Додати макарони і обсмажити ще 2 хвилини.

Злийте нут і серцевини артишоку, потім додайте їх на сковороду разом з банкою нарізаних кубиками помідорів (з соком), овочевим бульйоном і половиною чайної ложки солі. Дрібно наріжте петрушку і додайте її в сковороду, залишивши невелику кількість, щоб посипати готову страву. Перемішайте всі інгредієнти на сковороді до однорідності.

Поставте кришку на сковороду і зробіть вогонь до середнього. Дайте сковороді закипіти. Як тільки він закипить, зменшіть вогонь до мінімуму і дайте йому кипіти 20 хвилин. Переконайтеся, що він кипить весь час, і, якщо необхідно, злегка відрегулюйте нагрів, щоб він кипів.

Після кипіння протягом 20 хвилин вимкніть вогонь і дайте настоятися 5 хвилин, не знімаючи кришки. Нарешті зніміть кришку, розпушіть виделкою та посипте подрібненою петрушкою, що залишилася. Наріжте лимон часточками і вичавіть свіжий сік на кожну миску.

ХАРЧУВАННЯ
Кількість порцій: 1 порція
Калорійність: 486,25 ккал
Вуглеводи: 83,03г
Білки: 16,08 г
Жири: 10,98г
Клітковина: 15,28 г

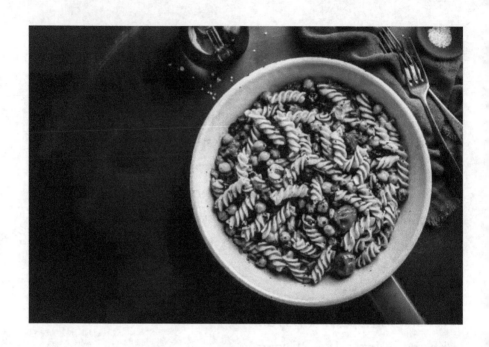

Тамаринд рибне каррі

Обслуговує 4
Час підготовки: 15 хвилин
Час приготування: 35 хвилин

Якщо у вас немає тамаринда, додайте трохи лимонного соку для схожого смаку. Подавайте з простим рисом басматі

Інгредієнти

- 1/2 фунта сига, нарізаного шматками
- 3/4 чайної ложки і 1/2 чайної ложки порошку куркуми
- 2 чайні ложки м'якоті тамаринда, замочити в 1/4 склянки гарячої води на 10 хвилин
- 3 столові ложки рослинного масла
- 1/2 чайної ложки насіння чорної гірчиці
- 1/4 чайної ложки насіння пажитника
- 8 свіжих листків каррі
- велика цибулина, подрібнена
- Зелений перець чилі Серрано, без насіння та подрібнений
- невеликі помідори, нарізані
- 2 сушених червоних чилі, грубо потовчених
- 1 чайна ложка зерен коріандру, грубо потовчених
- 1/2 чашки несолодкого сушеного кокосу
- Кухонна сіль, за смаком

- 1 стакан води

Напрямки

Викласти рибу в миску. Добре натріть 3/4 чайної ложки куркуми та відставте приблизно на 10 хвилин. Промийте і висушіть.

Процідіть тамаринд і відставте рідину. Викиньте залишки.

У великій сковороді розігрійте рослинне масло. Додайте зерна гірчиці та насіння пажитника. Коли вони почнуть бризкати, додайте листя каррі, цибулю та зелений перець чилі. Тушкуйте 7-8 хвилин або поки цибуля добре не підрум'яниться.

Додайте помідори і готуйте ще 8 хвилин або поки олія не почне відділятися від стінок суміші. Додайте решту 1/2 чайної ложки куркуми, червоний перець чилі, насіння коріандру, кокос і сіль; добре перемішайте і варіть ще 30 секунд.

Додайте воду та проціджений тамаринд; доведіть до кипіння. Зменшіть вогонь і додайте рибу. Варіть на повільному вогні від 10 до 15 хвилин або до повної готовності риби. Подавати в гарячому вигляді.

Харчування

Калорії: 287.
Жири: 0,7г.
Вуглеводи: 75 г.
Клітковина: 6,1 г.
Білок: 3,4 г.

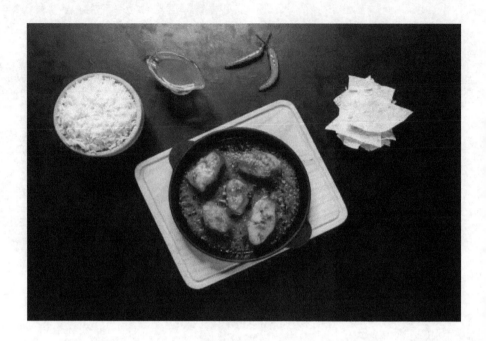

Гребінці чилі в кокосовому молоці

Обслуговує 4
Час підготовки: 10 хвилин
Час приготування: 25 хвилин

Червоний чилі самбал надає гребінцям вогненний смак. Якщо у вас немає самбала, подрібніть кілька висушених червоних чилі разом з водою.

Інгредієнти

- 1 фунт морських гребінців (або кубиками сига на ваш вибір)
- 1 столова ложка червоного перцю чилі самбал
- 3 столові ложки рослинного масла
- 1/2 чайної ложки насіння гірчиці
- 8 свіжих листків каррі
- 2 чайні ложки імбирно-часникової пасти
- 2 невеликих помідора, нарізати
- 1/2 чайної ложки порошку куркуми
- Кухонна сіль, за смаком
- Вода, за потребою
- Кокосове молоко, для прикраси

Напрямки

У мисці з'єднайте гребінці та самбаль. (Якщо замість цього ви використовуєте сушений червоний перець чилі, також додайте 2 чайні ложки олії.) Відставте на 15 хвилин.

Поки гребінці маринуються, розігрійте рослинне масло в сковороді середнього розміру. Додайте зерна гірчиці; коли вони почнуть бризкати, додайте листя каррі, імбирну пасту та помідори. Тушкуйте приблизно 8 хвилин або доки олія не почне відокремлюватися від стінок суміші. Додайте куркуму та сіль і добре перемішайте. Додайте приблизно 1 склянку води і варіть, не накриваючи кришкою, 10 хвилин. Додайте морські гребінці (разом з усім червоним перцем чилі самбал) і варіть на середньому вогні, поки морські гребінці не зваряться, приблизно 5 хвилин. Прикрасьте кокосовим молоком і подавайте гарячим.

Харчування
Калорії 309,3

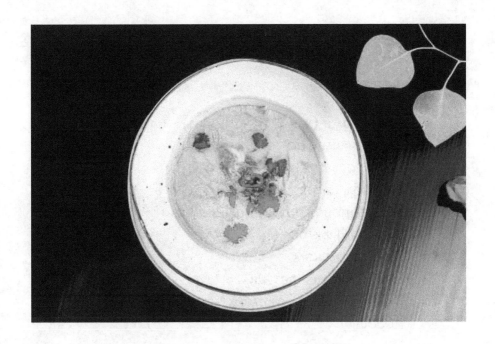

Окра каррі

Інгредієнти

- 250 г бамії (жіночої палички) - нарізати шматочками по сантиметру
- 2 столові ложки тертого імбиру
- 1 ст ложка зерен гірчиці
- 1/2 столової ложки насіння кмину
- 2 ст ложки олії
- Сіль за смаком
- Прищіпка асафетиди
- 2-3 столові ложки смаженого арахісового порошку
- Листя коріандру

Напрямки

Розігрійте олію і додайте зерна гірчиці. Коли вони спливуть, додайте кмин, асафетиду та імбир. Варіть 30 секунд.

Додайте бамію та сіль і перемішуйте до готовності. Додати арахісовий порошок, варити ще 30 секунд.

Подавайте з листям коріандру.

Харчування

На 1 чашку (253 грами)

Калорії 137

Загальний жир 8,4 грама

Загальна кількість вуглеводів 15 грам

Харчові волокна 5,6 г

Білок 3,9г

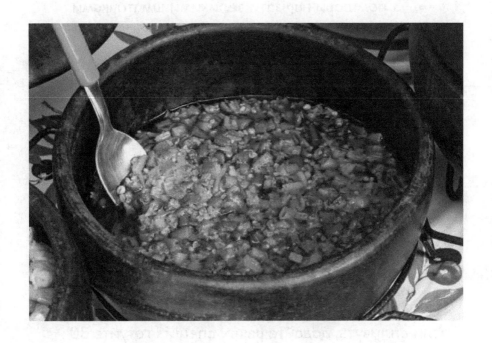

Овочеве кокосове каррі

Інгредієнти

- картоплини середнього розміру нарізати кубиками
- 1 1/2 склянки цвітної капусти – порізати на суцвіття
- 3 помідори нарізати великими шматочками
- 1 ст ложка олії
- 1 ст ложка зерен гірчиці
- 1 ст ложка насіння кмину
- 5-6 листків каррі
- Щіпка куркуми - за бажанням
- 1 столова ложка тертого імбиру
- Свіже листя коріандру
- Сіль за смаком
- Свіжий або сушений кокос - подрібнений

Напрямки

Розігрійте олію, потім додайте насіння гірчиці. Коли вони спливуть, додайте решту спецій і готуйте 30 секунд.

Додайте цвітну капусту, помідори та картоплю плюс трохи води, накрийте кришкою і тушкуйте, періодично помішуючи, до готовності. Має залишитися трохи рідини. Якщо ви хочете сухе каррі , смажте кілька хвилин, поки вода не випарується.

Додати кокос, сіль і листя коріандру.

Харчування
Калорії 123,8
Загальний жир 4,6 г
Загальна кількість вуглеводів 18,9 г
Харчові волокна 5,2 г
Білок 4,3 г

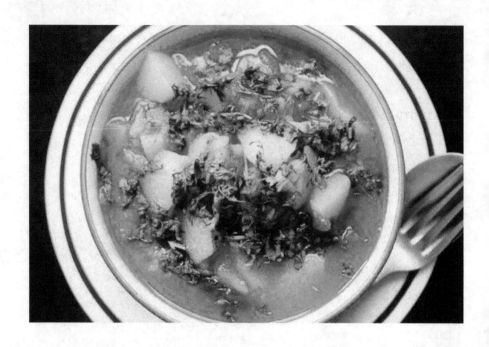

Малабарська риба чилі з чатні чилі

Обслуговує 4
Час підготовки: 15 хвилин плюс 2 години на
маринування
Час приготування: 20 хвилин

Інгредієнти

- 1 фунт білої риби, нарізаної шматками розміром
  11/2 дюйма
- 3/4 чайної ложки порошку куркуми
- Сік 1/2 лимона
- 1 чайна ложка порошку коріандру
- 1 чайна ложка порошку кмину
- 1/4 чайної ложки чорного перцю горошком,
  грубо потовченого
- 4 сушених червоних чилі, грубо потовчених
- Кухонна сіль, за смаком
- Рослинна олія для смаження у фритюрі
- спецій Чаат , за бажанням

Напрямки

Викладіть рибні кубики в миску. Добре натріть їх
куркумою і відставте приблизно на 10 хвилин. Рибу
промити і обсушити.

У мисці змішайте лимонний сік, порошок коріандру, порошок кмину, чорний перець, червоний перець чилі та сіль; добре перемішати . Додайте рибу та перемішайте, щоб усі шматочки були добре покриті. Поставте в холодильник, накривши кришкою, на 2 години.

Розігрійте рослинне масло у фритюрниці або глибокій сковороді до 350°. Смажте у фритюрі кілька шматочків риби за раз. Вийміть з олії шумівкою і обсушіть на паперовому рушнику. Продовжуйте, поки вся риба не обсмажиться. Викиньте залишки маринаду. Подавайте негайно. За бажанням посипте рибу сумішшю спецій Чаат безпосередньо перед подачею.

Харчування
434 калорії

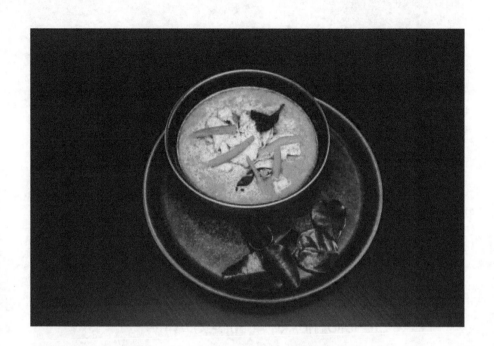

Манна каша з овочами

Інгредієнти

- ½ склянки манки
- 1 стакан води
- 2 ст ложки олії
- 1/4 столової ложки насіння гірчиці
- 1/4 столової ложки насіння кмину
- 1 щіпка асафетиди
- 5-6 листків каррі
- ½ столової ложки тертого імбиру
- ½ столової ложки порошку коріандру
- ½ столової ложки порошку кмину
- Сіль за смаком
- 1-2 помідори - можна приготувати або з'їсти сирими на гарнір
- 1 склянка картоплі, капусти, цвітної капусти, моркви та ін.
- Свіжий кокос
- Свіже листя коріандру

Напрямки

Обсмажте манну крупу на сковороді протягом 10-15 хвилин, поки вона не стане рожево-коричневою. Зняти з каструлі.

Розігрійте олію і додайте зерна гірчиці. Коли вони спливуть, додайте кмин, асафетиду, листя каррі, імбир, порошок коріандру та порошок кмину. Додайте овочі і варіть наполовину.

Додайте обсмажену манну крупу, сіль і воду. Доведіть до кипіння, накрийте кришкою і варіть 10 хвилин. Розкрийте та смажте 2-3 хвилини. Додайте свіжий кокос за смаком і листя коріандру.

Харчування
Калорійність : 231,1
Загальна кількість вуглеводів : 42,3 г
Білок : 7,7 г
Загальний жир : 3,4 г

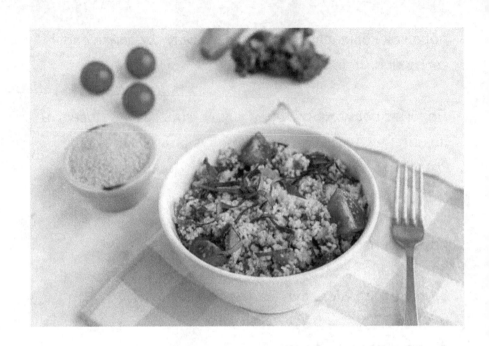

Сирна буряково-морквяна запіканка

Порцій 4-6

Ця страва очищає печінку і травний тракт. Щоб допомогти вашому тілу самоочиститися, дотримуйтеся монодієти протягом одного тижня навесні чи восени.

Інгредієнти:

- 2 пучки цибулі, нарізаної
- 3 зубчики часнику, подрібнити
- Топлене або рослинне масло
- 1 пучок буряків
- 1 фунт морква
- Соєвий соус або Тамарі Чорний мелений перець
- 1 фунт тертий сир

Напрямки:

Очистіть буряк і моркву. Буряк запарити цілком. Не відрізайте коріння або стебла. Приблизно через 15-20 хвилин додайте моркву. Готуйте на пару до м'якості, але міцності. Потім очистіть буряк і моркву від шкірки. Натерти за допомогою крупної терки. Зберігайте буряк і моркву окремо, щоб зберегти їх чіткий колір.

Обсмажте цибулю та часник на олії або топленому маслі до готовності. Змішати з буряком і морквою і чорним перцем. Викласти в каструлю. Збризніть соєвим соусом або тамарі. Посипте тертим сиром і обсмажте, поки сир не розплавиться і не стане золотистим.

Харчування
Калорії 71,9
Загальний жир 1,5 г
Загальна кількість вуглеводів 13,2 г
Харчові волокна 3,8 г
Білок 1,8 г

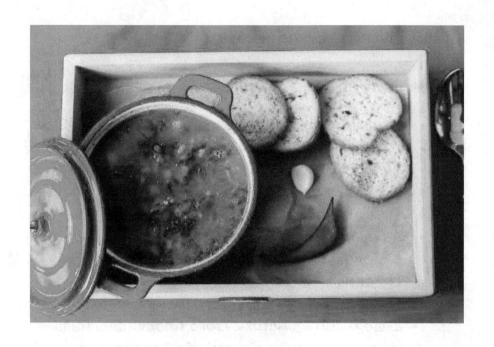

Гарбуз Каррі з пряним насінням

Інгредієнти

- 3 склянки гарбуза, нарізаного шматочками 1-2 см
- 2 ст ложки олії
- ½ столової ложки насіння гірчиці
- ½ столової ложки насіння кмину
- Прищіпка асафетиди
- 5-6 листків каррі
- ¼ столової ложки насіння пажитника
- 1/4 ст насіння фенхелю
- 1/2 столової ложки тертого імбиру
- 2-дюймовий шматок сухого плоду тамаринда (змоченого в гарячій воді) або 1 столова ложка пасти тамаринда
- 2 ст.л — сухий мелений кокос
- 2 столові ложки смаженого меленого арахісу
- Сіль і коричневий цукор або нефрит за смаком
- Свіже листя коріандру

Напрямки

Розігрійте олію і додайте зерна гірчиці. Коли вони спливуть, додайте кмин, пажитник, асафетиду, імбир, листя каррі та фенхель. Варіть 30 секунд.

Додати гарбуз і сіль. Додайте тамариндову пасту або воду з м'якоттю всередину. Додайте яйця або коричневий цукор. Додайте мелений кокос і арахіс.

Варити ще кілька хвилин. Додати свіжий нарізаний коріандр.

Харчування
Калорії 191
Загальний жир 11 грам
Загальна кількість вуглеводів 21 грам
Харчові волокна 3,7 г
Білок 5,3 г

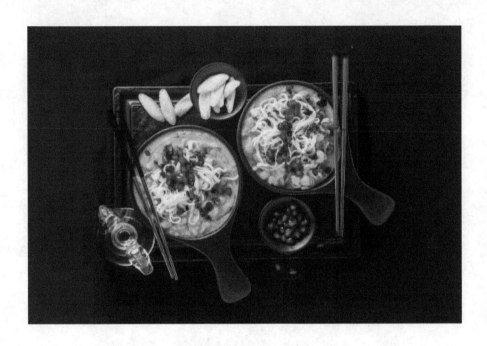

Вершкова курка з мигдалем

Порцій 4-5
Час підготовки: 10 хвилин
Час приготування: 35-40 хвилин

Горіхи додають курці насичений вершковий смак.
Подавайте це з коржами зі смаком карамболі

Інгредієнти

- 1/4 склянки бланшованого мигдалю
- Вода, за потребою
- 4 столові ложки рослинного масла
- лавровий листок
- гвоздики
- 5 горошин перцю
- 1 зелений чилі, очищений від насіння і подрібнений
- 1 столова ложка імбирно-часникової пасти
- 8 шматочків курячих стегон без шкіри і кісток
- 1/2 чайної ложки червоного порошку чилі
- 1/4 чайної ложки порошку куркуми
- 1 чайна ложка порошку коріандру
- 1/2 чайної ложки теплої суміші спецій
- Кухонна сіль, за смаком
- 1/4 склянки збитого йогурту
- 1/4 склянки жирних вершків

Напрямки

У блендері або кухонному комбайні змішайте мигдаль з кількома столовими ложками води, щоб вийшла густа однорідна паста. Відкласти. У великій сковороді розігрійте рослинне масло на середньому рівні. Додайте лавровий лист, гвоздику, горошини перцю, зелений чилі та імбирно-часникову пасту; обсмажте приблизно 10 секунд. Додайте курку та обсмажте з обох боків до підрум'янення приблизно 5-10 хвилин.

Додайте червоний чилі, куркуму, коріандр, суміш спецій і сіль; варити приблизно 5 хвилин. Додайте йогурт і пасеруйте, поки жир не почне відділятися. Додайте приблизно 1/2 склянки води. Накрийте кришкою і тушкуйте, поки курка не стане м'якою і не звариться, приблизно 10-15 хвилин. Час від часу помішуйте, додаючи кілька столових ложок води, якщо страва здається занадто сухою. Додайте мигдалеву пасту і вершки. Варіть, не накриваючи кришкою, на середньому вогні приблизно 8 хвилин.

Подавати в гарячому вигляді.

Харчування

535 кал
60 г вуглеводів
22 г жиру
50 г білка

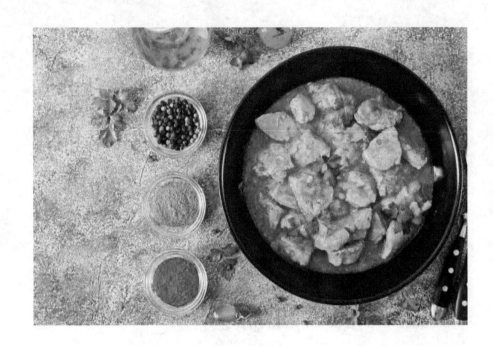

Баранина з гострими спеціями

Обслуговує 4
Час підготовки: 10 хвилин
Час приготування: 1 година

Інгредієнти

- 11/4 фунта нежирного фаршу з баранини
- 1 чайна ложка тертого свіжого імбиру
- 1/2 чайної ложки червоного порошку чилі
- чайна ложка подрібненого часнику
- ложки натурального йогурту, збитого
- 1/4 чайної ложки порошку куркуми
- 1 зелений перець чилі Серрано, без насіння і подрібнений
- 1/2 склянки води
- ложки рослинного масла
- 1 велика червона цибулина, подрібнена
- 1/4 склянки несолодкого сухого кокосу
- Кухонна сіль, за смаком
- 1/2 чайної ложки теплої суміші спецій

Напрямки

У глибокій сковороді змішайте баранину, імбир,
порошок червоного чилі, часник, йогурт, куркуму та
зелений чилі. Додайте воду та доведіть до кипіння.
Накрийте кришкою і тушкуйте на повільному вогні

приблизно 45 хвилин або поки баранина не звариться. Відкласти.

У великій сковороді розігрійте рослинне масло. Додайте цибулю і смажте, постійно помішуючи, до підрум'янення, приблизно 8 хвилин. Додати баранину і смажити ще 4-5 хвилин. Додайте кокос і сіль; тушкувати ще 5 хвилин. Подавати гарячим, прикрасивши теплою сумішшю спецій.

Харчування
294 калорії

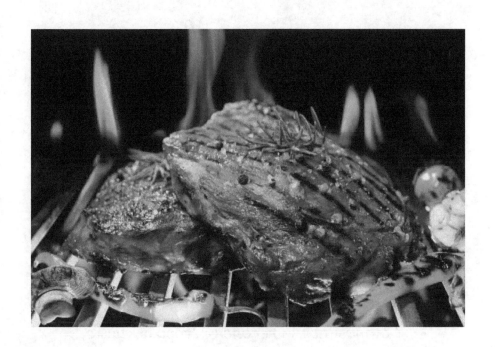

Лобстер термідор в горіховому соусі

Обслуговує 4
Час підготовки: 15 хвилин
Час приготування: 20 хвилин

Зберігайте панцир омара та викладайте блюдо в панцир для чудової презентації.

Інгредієнти

- 3 столові ложки несолоних горіхів кешью, замочених у воді на 10 хвилин
- 2 столові ложки білого маку, розмоченого у воді для
- 20 хвилин
- Вода, за потребою
- 2 столові ложки бланшованого мигдалю
- 2 чайні ложки насіння білого кунжуту
- 3 столові ложки освітленого вершкового масла
- 1 (1 дюйм) паличка кориці
- 1 стручок чорного кардамону, подрібнений
- невеликий лавровий лист
- гвоздики
- 1 зелений стручок кардамону, подрібнений
- чайної ложки імбирно-часникової пасти
- Зелений перець чилі Серрано, без насіння та подрібнений
- 1/2 чайної ложки червоного порошку чилі

- 1/4 чайної ложки порошку куркуми
- 1 склянка збитого йогурту
- 11/2 фунта вареного м'яса лобстера
- Кухонна сіль, за смаком
- 1 чайна ложка теплої суміші спецій

Напрямки

Злийте кеш'ю та насіння маку та обробіть або змішайте разом із мигдалем та насінням кунжуту, використовуючи рівно стільки води, щоб вийшла густа паста. Відкласти.

У великій сковороді розігрійте масло. Додайте паличку кориці, стручок чорного кардамону, лавровий лист, гвоздику та зелений стручок кардамону. Коли спеції почнуть шипіти, додайте імбирно-часникову пасту, зелений перець чилі та горіхову пасту. Воно трохи розбризкується; додайте 1 столову ложку води, щоб зупинити розбризкування. Смажте, постійно помішуючи, поки масло не почне відокремлюватися від суміші.

Додайте порошок червоного чилі, куркуму, йогурт, лобстера, сіль і суміш спецій. Смажте, постійно помішуючи, поки лобстер не розігріється. Подавати в гарячому вигляді.

Харчування

Калорії 280
Загальний жир 17г
Загальна кількість вуглеводів 5 г,
Харчові волокна 0 г
Білок 23 г

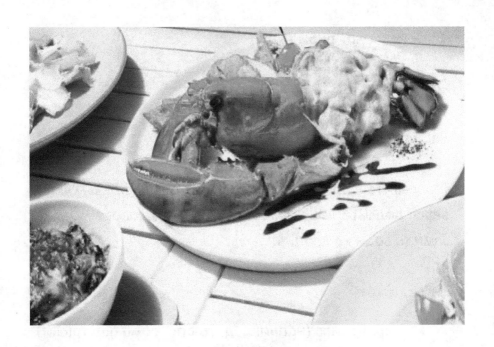

Фрай червоної риби чилі

Обслуговує 4
Час підготовки: 15 хвилин
Час приготування: 20 хвилин

Подавайте з простим рисом басматі. Для більш м'якої версії додайте 1/2 склянки легкого кокосового молока замість води на кроці 4.

Інгредієнти

- 4 філе сига (наприклад, тілапії, сома або тріски)
- 3/4 чайної ложки порошку куркуми
- 3 столові ложки рослинного масла
- 1/2 чайної ложки насіння чорної гірчиці
- 8 свіжих листків каррі
- 4 сушених червоних чилі, грубо потовчених
- велика цибулина, подрібнена
- ложки імбирно-часникової пасти
- 1/2 чайної ложки червоного порошку чилі
- 1/4 чайної ложки порошку куркуми
- Кухонна сіль, за смаком
- 1/2 склянки води

Напрямки

Помістіть філе риби в миску. Добре натріть їх куркумою і відставте приблизно на 10 хвилин. Філе промити і обсушити.

У великій сковороді розігрійте рослинне масло. Додайте насіння гірчиці, а коли вони почнуть бризкати, додайте листя каррі, червоний перець чилі та цибулю. Смажте приблизно 6-7 хвилин або поки добре не підрум'яниться. Додайте імбирно-часникову пасту, порошок червоного чилі, порошок куркуми та сіль; добре перемішати.

Додати рибу і смажити 3 хвилини. Переверніть і смажте ще 3 хвилини. Додайте 1/2 склянки води і доведіть до кипіння. Накрийте кришкою, зменшіть вогонь і тушкуйте приблизно 6-8 хвилин або поки риба повністю не звариться. Подавати в гарячому вигляді.

Калорії - 432

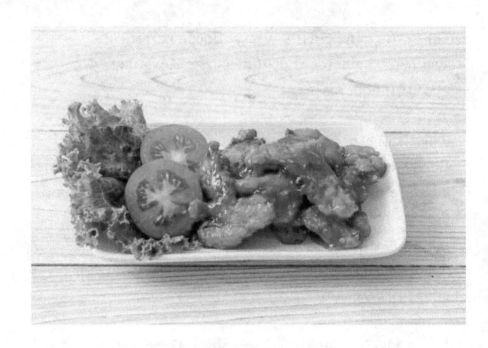

Лосось у каррі зі смаком шафрану

Обслуговує 4
Час підготовки: 10 хвилин
Час приготування: 10 хвилин

Інгредієнти

- 4 столові ложки рослинного масла
- 1 велика цибулина, дрібно нарізана
- чайної ложки імбирно-часникової пасти
- 1/2 чайної ложки червоного порошку чилі
- 1/4 чайної ложки порошку куркуми
- ложки порошку коріандру
- Кухонна сіль, за смаком
- 1 фунт лосося без кісток і
- в кубі
- 1/2 склянки збитого йогурту
- 1 чайна ложка смаженого шафрану

Напрямки

У великій сковороді з антипригарним покриттям розігрійте рослинне масло. Додайте цибулю і пасеруйте 3-4 хвилини або до прозорості. Додайте імбирно-часникову пасту та пасеруйте 1 хвилину.

Додайте порошок червоного чилі, куркуму, коріандр і сіль; добре перемішати. Додайте лосось і обсмажуйте 3-4 хвилини. Додайте йогурт і зменшіть вогонь. Тушкуйте, поки лосось не звариться. Додайте шафран і добре перемішайте. Варити 1 хвилину. Подавати в гарячому вигляді.

Харчування
Калорії 400
Жири 26,8 г
Вуглеводи 1,6 г
Клітковина 0 г
Білки 33,9 г

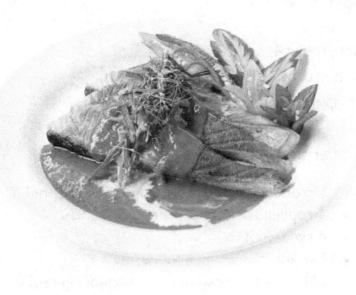

Бафат зі свинини

Обслуговує 4
Час підготовки: 5 хвилин
Час приготування: 30-40 хвилин

Інгредієнти

- 1 столова ложка імбирно-часникової пасти
- 4 горошини чорного перцю
- 4 гвоздики
- 1 чайна ложка насіння кмину
- 1/4 чайної ложки насіння чорної гірчиці
- 8 сушених червоних чилі
- 1/4 склянки солодового оцту
- 4 столові ложки рослинного масла
- 1 фунт свинини, нарізаної кубиками
- 1 столова ложка м'якоті тамаринда, замочена в 1/4 склянки гарячої води на 10 хвилин
- 1 склянка замороженої перловки
- Кухонна сіль, за смаком
- Вода, за потребою

Напрямки

У кухонному комбайні подрібніть імбирно-часникову пасту, горошини чорного перцю, гвоздику, насіння кмину, насіння гірчиці, червоний перець чилі та солодовий оцет. Відкласти.

У великій сковороді розігрійте рослинне масло; додайте свинину та обсмажте з усіх боків приблизно 8-10 хвилин. Додати мелену пасту і тушкувати ще 10 хвилин.

Процідіть тамаринд і видаліть залишок. Додайте проціджену рідину до свинини і добре перемішайте. Додати заморожену цибулю і сіль; варіть, не накриваючи кришкою, приблизно 5 хвилин.

Додайте 1/2 склянки води. Зменшіть вогонь і тушкуйте, не накриваючи кришкою, до готовності свинини приблизно 10-15 хвилин. Час від часу помішуйте. Додайте більше води, якщо страва стане занадто сухою або почне прилипати. Подавати в гарячому вигляді.

Харчування
378. Калорії 8 г вуглеводів, 22 г жиру, 24 г білка

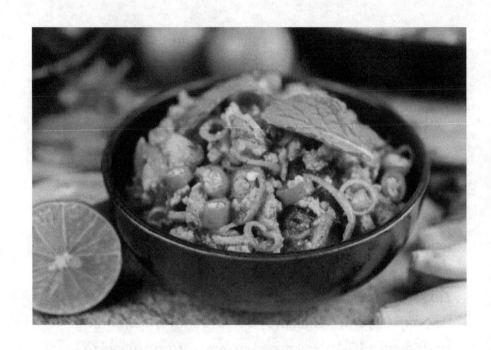

Риба в оксамитовому соусі Серрано

Обслуговує 4
Час підготовки: 20 хвилин
Час приготування: 30 хвилин

Інгредієнти

- 4-5 філе сома
- 3/4 чайної ложки порошку куркуми
- 8 столових ложок рослинної олії, розділити
- лавровий листок
- 1/2 чайної ложки насіння кмину
- ложки імбирно-часникової пасти
- 1 велика червона цибулина, подрібнена
- чайної ложки червоного порошку чилі
- Зелений перець чилі Серрано, без насіння та подрібнений
- 1/2 склянки збитого йогурту
- Кухонна сіль, за смаком
- Вода, за потребою

Напрямки

Викласти філе сома в миску. Добре натріть філе куркумою і відставте приблизно на 10 хвилин. Філе промити і обсушити. У сковороді середнього розміру розігрійте 6 столових ложок рослинної олії. Додавайте по 1 філе і обсмажуйте до рум'яності з двох сторін. Зніміть з вогню шумівкою і обсушіть на паперовому рушнику. Продовжуйте, поки все філе не обсмажиться. Відкласти.

У великій сковороді розігрійте решту 2 столові ложки рослинної олії. Додайте лавровий лист і насіння кмину. Коли спеції почнуть шипіти, додайте імбирно-часникову пасту та цибулю; обсмажуйте приблизно 7-8 хвилин або поки цибуля добре не підрум'яниться.

Додайте порошок червоного чилі та зелений перець чилі; добре перемішати. Додайте йогурт і сіль і добре перемішайте. Додайте приблизно 1/2 склянки води. Тушкуйте, не накриваючи кришкою, на слабкому вогні близько 10 хвилин, постійно помішуючи

Додати філе риби і тушкувати ще 5 хвилин. Будьте обережні, щоб не зламати філе під час помішування. Подавати в гарячому вигляді.

Харчування

Калорії:	205
Загальний жир:	13,9 г
Холестерин:	70 мг
Натрій:	90 мг

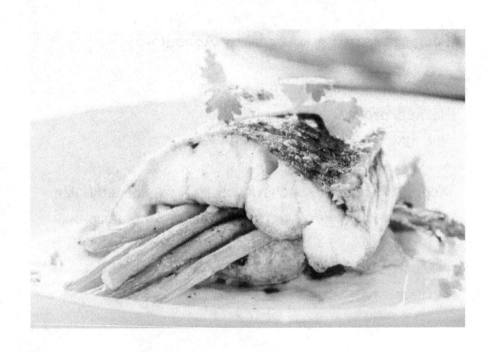

Гострі креветки в кокосовому молоці

Обслуговує 4

Час підготовки: 10 хвилин

Час приготування: 20 хвилин

Хороший варіант – спочатку обсмажити креветки. Це додає приємну хрусткість. Подавайте з пропареним білим рисом.

Інгредієнти

- 1 лавровий лист
- 1 чайна ложка насіння кмину
- (1 дюйм) паличка кориці
- гвоздики
- чорний перець горошком
- 1-дюймовий шматок свіжого імбирного кореня, очищений і нарізаний шматочками
- зубчики часнику
- Вода, за потребою
- 3 столові ложки рослинного масла
- 1 велика червона цибулина, подрібнена
- 1/2 чайної ложки порошку куркуми
- 1 фунт креветок, очищених і видалених
- 1 (14 унцій) банка світлого кокосового молока
- Кухонна сіль, за смаком

Напрямки

У м'ясорубці для спецій грубо подрібніть лавровий лист, насіння кмину, паличку кориці, гвоздику, горошини перцю, імбир і часник. При необхідності додайте 1 столову ложку води.

У сковороді середнього розміру розігрійте рослинне масло. Додати мелену суміш спецій і тушкувати приблизно 1 хвилину. Додайте цибулю і пасеруйте протягом 7-8 хвилин або поки цибуля добре не підрум'яниться.

Додайте куркуму і добре перемішайте. Додайте креветки та пасеруйте приблизно 2-3 хвилини, поки вони не стануть рожевими. Додайте кокосове молоко і сіль. Тушкуйте 10 хвилин або поки соус не почне густіти. Зняти з вогню і подавати гарячим.

Харчування

Калорійність : 757,5

Загальна кількість вуглеводів : 14,2 г

Білок : 49,4 г

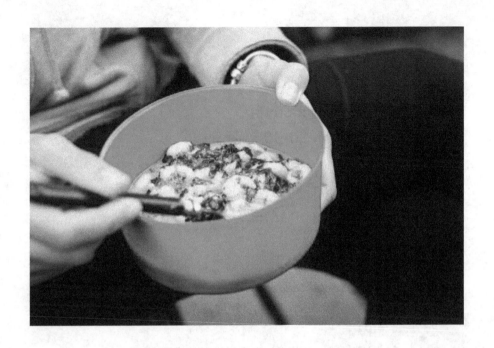

Риба Парсі

Обслуговує 4
Час підготовки: 10 хвилин
Час приготування: 20-30 хвилин

Ідеальний рецепт, коли у вас залишилося багато чатні та дуже мало часу.

Інгредієнти

- 4 рибні стейки (товщиною 1 дюйм) (тип на ваш вибір)
- 3/4 чайної ложки порошку куркуми
- 8 столових ложок зеленого чилі
- Кокосовий чатні

Напрямки

Рибні стейки викласти в миску. Добре натріть стейки куркумою і відставте приблизно на 10 хвилин. Промийте і висушіть

Виріжте 4 квадрати алюмінієвої фольги, достатні для стейків. У центр кожного шматка фольги покладіть стейк. Накрийте рибу 2 великими столовими ложками чатні. Складіть на нього фольгу, ніби ви загортаєте подарунок. Залиште трохи місця для розширення пари.

Розігрійте духовку до 400°.

Викласти пакети з фольги на деко. Запікайте до повної готовності риби (від 20 до 25 хвилин для стейків товщиною 1 дюйм). Час буде залежати від товщини вашого стейка. Подавати в гарячому вигляді.

Харчування

Порцій за рецептом: 3
Калорії 1439,6

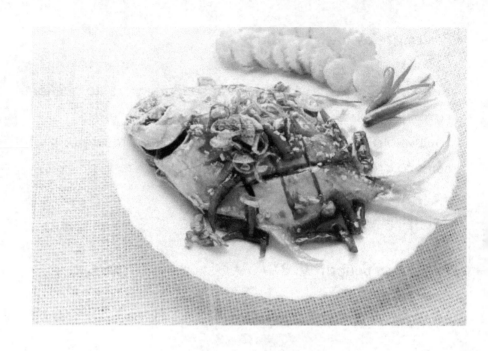

Васабі Курка Тікка

Обслуговує 4

Час підготовки: 10 хвилин

Час приготування: 20 хвилин

Інгредієнти

- 3 столові ложки рослинного масла
- 1 червона цибулина середнього розміру, дрібно нарізана
- 1 столова ложка імбирно-часникової пасти
- 2 середніх помідора, дрібно нарізати
- 1/2 чайної ложки червоного порошку чилі
- 1/4 чайної ложки порошку куркуми
- Кухонна сіль, за смаком
- 1/2 чайної ложки теплої суміші спецій
- 3/4 склянки жирних вершків.
- 1 рецепт Курка Тікка
- 2 столові ложки соусу васабі

Напрямок с

У великій сковороді розігрійте рослинне масло на середньому рівні. Додайте цибулю та пасеруйте, поки добре не підрум'яниться, приблизно 7-8 хвилин. Додайте імбирно-часникову пасту і обсмажуйте ще хвилину.

Додайте помідори і готуйте приблизно 8 хвилин або поки помідори не розваряться і масло не почне відокремлюватися від стінок суміші. Додайте червоний чилі, куркуму, сіль і суміш спецій; обсмажте 1 хвилину.

Додайте соус теріякі васабі

Додати вершки і варити приблизно 2 хвилини. Додайте курку Тікка і добре перемішайте. Готуйте 2 хвилини або поки курка не розігріється. Подавати в гарячому вигляді.

Харчування

101 калорій
10 г вуглеводів

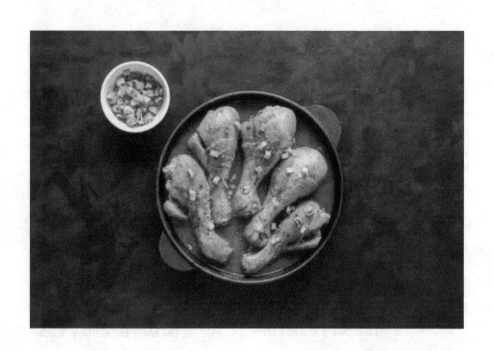

Курка з горіхами у вершковому соусі

Інгредієнти

- 2 невеликі червоні цибулини, очищені і нарізані
- 1-дюймовий шматок свіжого імбирного кореня, очищений і нарізаний шматочками
- 4 зубчики часнику, очищені
- 4 сушених червоних чилі
- 2 чайні ложки порошку коріандру
- Вода, за потребою
- 3 столові ложки несолоних горіхів кешью, замочених у воді на 10 хвилин
- 2 столові ложки білого маку, розмоченого у воді для
- 20 хвилин
- 2 столові ложки мигдалю, бланшованого
- 3 столові ложки освітленого вершкового масла
- 2 (1 дюйм) палички кориці
- 2 стручки чорного кардамону, подрібнені
- 1 великий лавровий лист
- 2 зелених стручка кардамону, подрібнені
- 1 чайна ложка порошку кмину
- 1 склянка збитого йогурту
- 11/2 фунта нарізаної кубиками курки без кісток
- Кухонна сіль, за смаком
- 1 чайна ложка теплої суміші спецій
- Смажене насіння кмину, для гарніру

Напрямки

У блендері або кухонному комбайні змішайте разом цибулю, імбир, часник, червоний перець чилі, порошок коріандру та до 1/4 склянки води, щоб отримати пасту. Відкласти. Обробіть або змішайте горіхи кеш'ю, мак, мигдаль і достатню кількість води, щоб отримати однорідну густу пасту. Відкласти.

У глибокій сковороді розігрійте освітлене масло на середньому вогні. Додайте палички кориці, чорний кардамон, лавровий лист, гвоздику та зелений кардамон; обсмажуйте до появи аромату приблизно 11/2 хвилини. Додати пасту з цибулі та кмин. Тушкуйте на середньому вогні, постійно помішуючи, поки масло не відокремиться від цибулевої пасти. Додайте йогурт і продовжуйте готувати приблизно 12 хвилин, постійно помішуючи.

Додайте шматочки курки. Тушкуйте під кришкою 15-20 хвилин або поки курка не стане м'якою.

Додайте горіхову пасту і тушкуйте без кришки приблизно 4 хвилини. Додайте сіль і теплу суміш спецій.

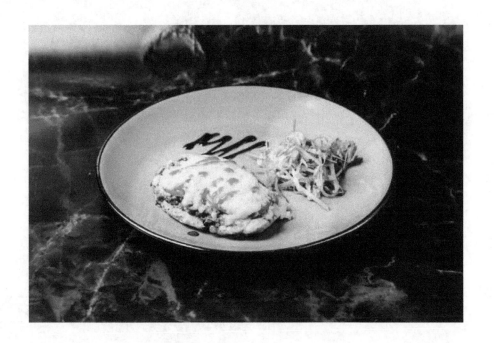

ВЕГАНСЬКЕ КАРІ

Базове овочеве каррі

- 250 г овочів – нарізати

- 1 ч. Л. олії

- ½ чайної ложки зерен гірчиці

- ½ чайної ложки насіння кмину

- Прищіпка асафетиди

- 4 - 5 листочків каррі

- ¼ ч. ложки куркуми

- ½ чайної ложки порошку коріандру

- Щіпка порошку чилі

- Тертий імбир

- Свіже листя коріандру

- Цукор/ нефрит і сіль за смаком

- Свіжий або сушений кокос

1.   Наріжте овочі невеликими шматочками (1-2 см) в залежності від овоча.

2.   Розігрійте олію, потім додайте насіння гірчиці. Коли вони спливуть, додайте кмин, імбир і решту спецій.

3.   Додати овочі та варити. У цей момент ви можете обсмажити овочі до готовності або додати трохи води, накрити каструлю і тушкувати. Це буде залежати від використовуваних овочів і індивідуальних переваг. Час приготування також буде відрізнятися в залежності від використовуваних овочів.

4.   Коли овочі зваряться, додайте будь-який цукор, сіль, кокос і коріандр.

Ви можете змінювати використовувані спеції залежно від ваших уподобань – ви можете збільшити кількість чилі , імбиру чи коріандру або зменшити кількість інших. Є багато інших спецій, які можна додати, наприклад аджвайн , фенхель, насіння анісу, кориця, гвоздика, гарам масала, кардамон, тамаринд тощо. У Махараштрі часто використовують кілька чайних ложок порошку смаженого арахісу. Ви можете експериментувати з меленим арахісом, мигдалем, кешью тощо

Таким способом можна приготувати будь-які овочі. Ви можете експериментувати з сухим і вологим каррі, поєднувати овочі, пасерувати помідори як основу з пряною сумішшю, поєднувати варену сочевицю і так далі. Якщо ви використовуєте кілька овочів, зверніть увагу на те, які овочі готуються довше, і додайте їх першими.

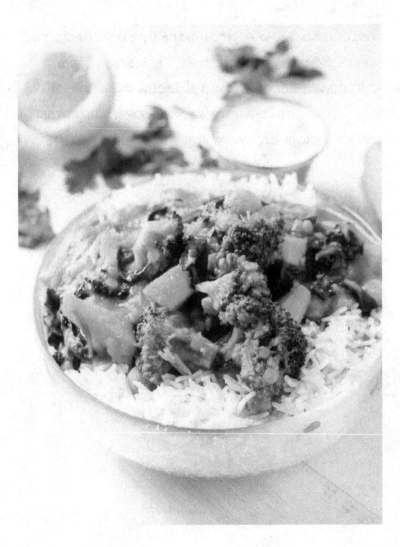

Капуста Каррі

Патта Кобі Бхаджі

- 3 склянки капусти - нашаткованої

- 1 ч. Л. олії

- 1 ч. Л. зерен гірчиці

- 1 ч. Л. насіння кмину

- 4 - 5 листочків каррі

- Щіпка куркуми г за бажанням

- 1 ч. Л. тертого імбиру

- Свіже листя коріандру

- Сіль за смаком

- За бажанням - ½ склянки зеленого горошку, солодкої кукурудзи або картоплі для різноманітності

1.   Розігрійте олію, потім додайте насіння гірчиці. Коли вони спливуть, додайте решту спецій і готуйте 30 секунд.

2.   Додайте капусту та інші овочі, якщо вони використовуються, періодично помішуючи, поки вони повністю не приготуються. При необхідності можна додати води.

3.   Додати сіль за смаком і листя коріандру.

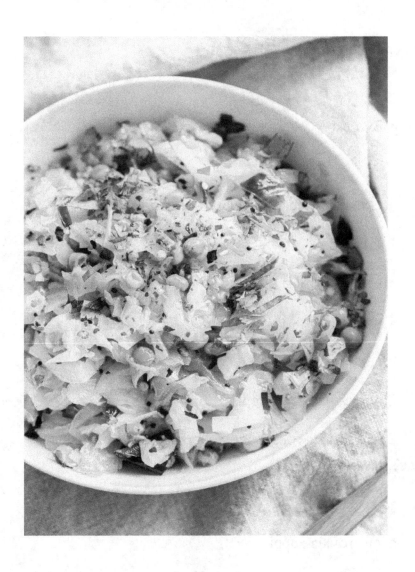

Морквяне каррі

Гаджар Бхаджі

- ½ склянки моркви – нарізаної або тертої

- 1 ч. Л. олії

- ½ чайної ложки насіння кмину

- ½ чайної ложки імбиру

- 2 щіпки кориці

- 2 щіпки чорного перцю

- 2 чайні ложки свіжого кокоса (сушеного, якщо немає)

Сіль за смаком

- 5 листочків каррі

- Листя коріандру

1. Розігрійте олію, додайте насіння кмину, сіль, імбир і листя каррі.

2. Додати моркву і обсмажити 2 хвилини.

3.	Додайте трохи води (якщо використовуєте шматочки моркви) і залишилися спеції. Смажити до м'якості моркви.

4.	Додати коріандр для прикраси.

За бажанням: при додаванні води додати зелений горошок (4 ч. л.).

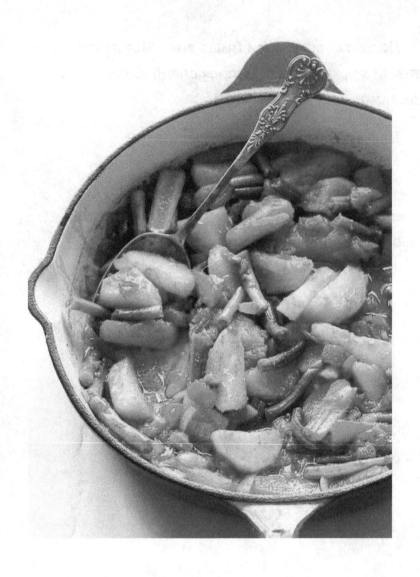

Каррі з цвітної капусти

Phul Кобі Бхаджі

- 3 склянки цвітної капусти – порізати на суцвіття

- 2 помідори – нарізати

- 1 ч. Л. олії

- 1 ч. Л. зерен гірчиці

- 1 ч. Л. насіння кмину

- Щіпка куркуми

- 1 ч. Л. тертого імбиру

- Свіже листя коріандру

Сіль   за смаком

- Свіжий або сушений кокос - подрібнений

1.   Розігрійте олію, потім додайте насіння гірчиці. Коли вони спливуть, додайте решту спецій і готуйте 30 секунд. Якщо використовуєте, додайте помідори в цей момент і варіть 5 хвилин.

2.	Додайте цвітну капусту і трохи води, накрийте кришкою і тушкуйте, час від часу помішуючи, до повної готовності. Якщо бажаєте отримати більш сухе каррі, то за останні кілька хвилин зніміть кришку та обсмажте. В останні кілька хвилин додайте кокос.

3.	Додати сіль за смаком і листя коріандру.

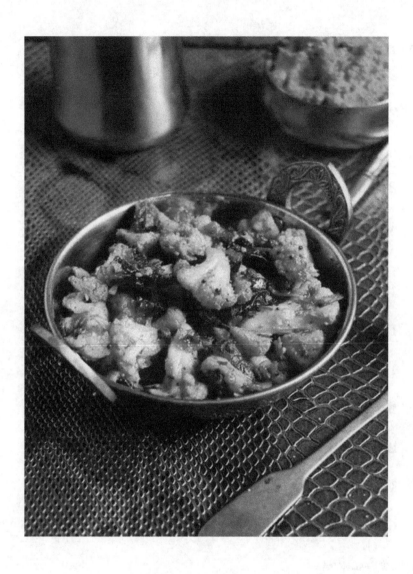

Каррі з цвітної капусти та картоплі

Phul Кобі Батата Бхаджі

- 2 склянки цвітної капусти – порізати на суцвіття

• 2   картоплини середнього розміру нарізати кубиками

- 1 ч. Л. олії

- 1 ч. Л. зерен гірчиці

- 1 ч. Л. насіння кмину

- 5 - 6 листочків каррі

- Щіпка куркуми - за бажанням

- 1 ч. Л. тертого імбиру

- Свіже листя коріандру

Сіль   за смаком

- Свіжий або сушений кокос - подрібнений

- Лимонний сік – за смаком

1. Розігрійте олію, потім додайте насіння гірчиці. Коли вони спливуть, додайте решту спецій і готуйте 30 секунд.

2. Додайте цвітну капусту та картоплю плюс трохи води, накрийте кришкою та тушкуйте, час від часу помішуючи, майже до готовності. Зняти кришку і смажити до готовності овочів і випаровування води. Додайте кокос, сіль, листя коріандру та лимонний сік.

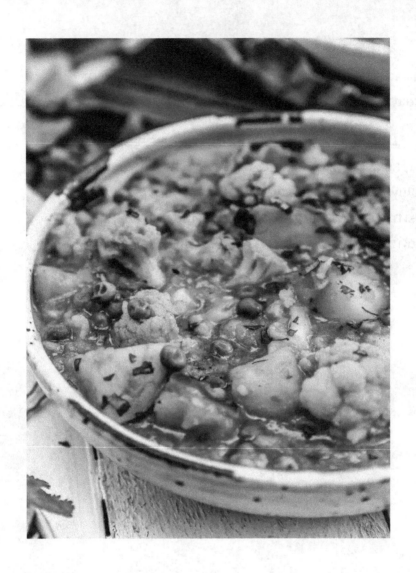

Змішане каррі з овочів і сочевиці

Самбхар

Ця овочева страва зазвичай супроводжує ідлі або досу . Це відоме південноіндійське блюдо.

- ¼ чашки тор або мунг дал

- ½ склянки овочів – нарізаних (морква, картопля, цвітна капуста, гомілка та ін.)

- 1 стакан води

- 2 ч. Л. олії

- ½ чайної ложки насіння кмину

- ½ чайної ложки тертого імбиру

- 5 - 6 листочків каррі

- 2 помідори – нарізати

- Лимон або тамаринд за смаком (або ½ - 1 чайної ложки тамариндової пасти)

- Нефрит за смаком

- ½ солі або за смаком

- Самбхар масала (див. розділ Масала, використовуйте одне завантаження)

- Листя коріандру

- Свіжий або сушений кокос

1. Відваріть разом тоор дал і овочі в скороварці 15-20 хвилин (1 свисток) або в каструлі.

2. В окремій сковороді розігріти олію і додати насіння кмину, імбир і листя каррі. Додайте помідори і варіть 3-4 хвилини.

3. Додайте суміш самбхар масала та овочеву суміш дал.

4. Кип'ятіть разом протягом хвилини, а потім додайте тамаринд або лимон, яггер і сіль. Кип'ятіть ще 2-3 хвилини . Прикрасити кокосом і коріандром

бажанням можна додати чилі .

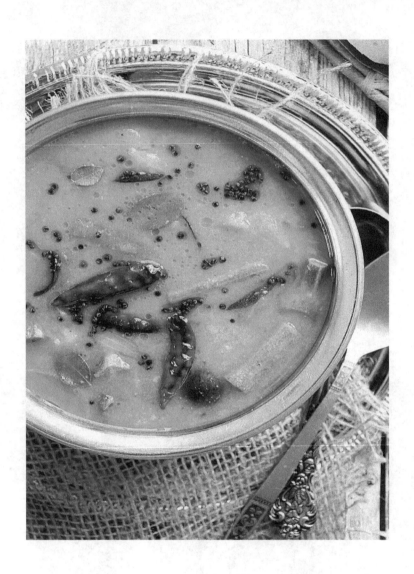

Бамія / жіноче каррі

Бхенді Бхаджі

- 250 грамів бамії (жіночого пальця) – нарізати шматочками по сантиметру

- 2 ч. Л. тертого імбиру

- 1 ч. Л. зерен гірчиці

- 1/2 ч. Л. насіння кмину

- 2 ч. Л. олії

Сіль   за смаком

- Прищіпка асафетиди

- 2 - 3 чайні ложки смаженого арахісового порошку

- Листя коріандру

1.   Розігрійте олію і додайте зерна гірчиці. Коли вони спливуть, додайте кмин, асафетиду та імбир. Варіть 30 секунд.

2.   Додайте бамію та сіль і перемішуйте до готовності.

3.   Додайте арахісовий порошок, варіть ще 30 секунд.

4.   Подавати з листям коріандру.

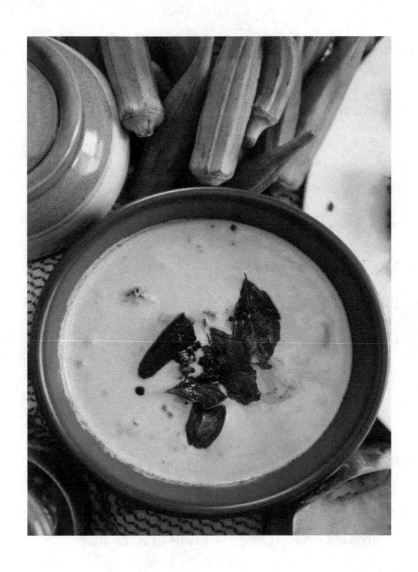

Картопля каррі - варена

Батата Бхаджі

- 4 картоплини - нарізати і відварити

- 2 ч . л . урід дал

- 1 ч. Л. насіння кмину

- 1 ч. Л. куркуми

- 1 ч. Л. тертого імбиру

- 5 - 6 листочків каррі

- 2 ч. Л. олії

Сіль   за смаком

1.   Розігрійте олію, додайте кмин і листя каррі.

2.   Додайте куркуму та урід дал, потім імбир. Смажимо 30 секунд.

3.   Додати картоплю, сіль і смажити кілька хвилин.

4.   Залиште на 5 хвилин під кришкою, щоб смаки змішалися , а потім подавайте

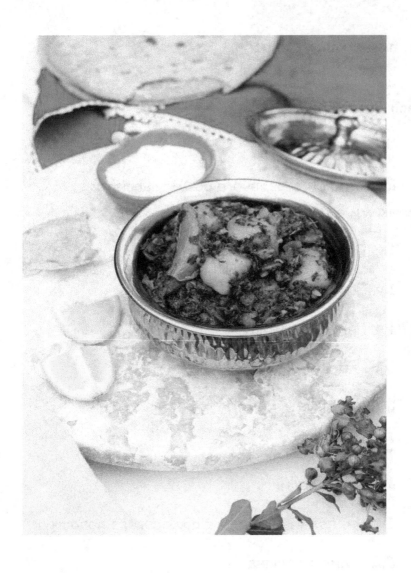

Картопляне каррі – сире

Качаря Батата Бхаджі

• 4   картоплини середнього розміру нарізати невеликими скибочками

• 1 ч. Л. олії

• 1 ч. Л. зерен гірчиці

• 1 ч. Л. насіння кмину

• 5 - 6 листочків каррі

• Щіпка куркуми

• 1 ч. Л. тертого імбиру

• $\frac{1}{4}$ склянки води

• 2 чайні ложки смаженого арахісового порошку

• Свіже листя коріандру

Сіль   за смаком

1.   Розігрійте олію, потім додайте насіння гірчиці. Коли вони спливуть, додайте решту спецій і готуйте 30 секунд.

2.   Додайте картоплю, воду та сіль, накрийте кришкою та тушкуйте, періодично помішуючи, майже до готовності. Зняти кришку і смажити до готовності картоплі і випаровування води. Додайте арахісовий порошок і перемішуйте протягом 10 секунд.

3.   Додайте листя коріандру і подавайте.

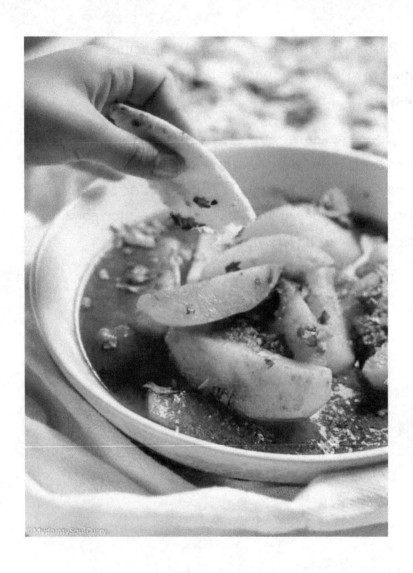

Картопля, цвітна капуста та томатне каррі

Батата , Phul Кобі Томат Бхаджі

- 2   картоплини середнього розміру нарізати кубиками

- 1 1/2 склянки цвітної капусти – порізати на суцвіття

- 3 помідори, нарізані великими шматочками

- 1 ч. Л. олії

- 1 ч. Л. зерен гірчиці

- 1 ч. Л. насіння кмину

- 5 - 6 листочків каррі

- Щіпка куркуми - за бажанням

- 1 ч. Л. тертого імбиру

- Свіже листя коріандру

Сіль   за смаком

- Свіжий або сушений кокос - подрібнений

1.   Розігрійте олію, потім додайте насіння гірчиці. Коли вони спливуть, додайте решту спецій і готуйте 30 секунд.

2.   Додайте цвітну капусту, помідори та картоплю плюс трохи води, накрийте кришкою і тушкуйте, періодично помішуючи, до готовності. Має залишитися трохи рідини. Якщо ви хочете сухе каррі , смажте кілька хвилин, поки вода не випарується.

3.   Додайте кокос, сіль і листя коріандру.

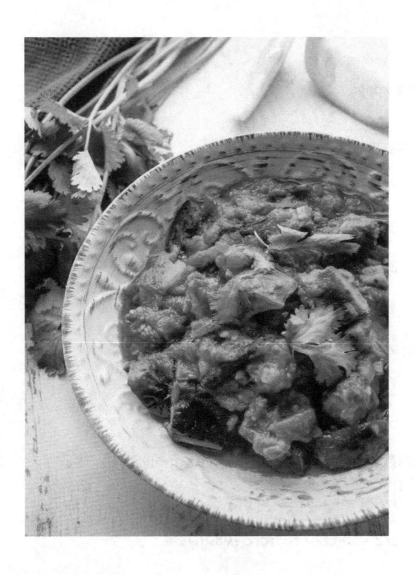

гарбуз каррі

Лал Бопла Бхаджі

- 3 склянки гарбуза – нарізати шматочками 1-2 см

- 2 ч. Л. олії

- ½ чайної ложки зерен гірчиці

- ½ чайної ложки насіння кмину

- Прищіпка асафетиди

- 5 - 6 листочків каррі

- ¼ чайної ложки насіння пажитника

- 1/4 ч . Л. насіння кропу

- 1/2 ч. ложки тертого імбиру

• Шматок сухого плоду тамаринда (2 дюйма) (змоченого в гарячій воді) або 1 чайна ложка пасти тамаринда

- 2 ст — сухий мелений кокос

- 2 столові ложки смаженого меленого арахісу

- Сіль і коричневий цукор або нефрит за смаком

- Свіже листя коріандру

1. Розігрійте олію і додайте зерна гірчиці. Коли вони спливуть, додайте кмин, пажитник, асафетиду , імбир, листя каррі та фенхель. Варіть 30 секунд.

2. Додати гарбуз і сіль.

3. Додайте тамариндову пасту або воду з м'якоттю всередину. Додайте яйця або коричневий цукор.

4. Додайте мелений кокос і арахіс. Варити ще кілька хвилин.

5. Додайте свіжий подрібнений коріандр.

За бажанням – ви можете додати $\frac{1}{2}$ склянки пророслої квасолі під час варіння гарбуза.

Обсмажені овочі

Це не індійська страва, але є регулярною в ашрамі.

- 3 чашки нарізаних овочів, таких як капуста, морква, картопля, брокколі, солодка кукурудза, зелений перець, зелена квасоля, бамія, помідори тощо

- 2 ч. Л. тертого імбиру

- 1 ч. Л. олії

- ¼ чайної ложки асафетиди

- 1 ст.л (або за смаком) соєвого соусу

- Сіль і цукор за смаком

- Свіжа зелень - наприклад, листя коріандру, листя м'яти або листя базиліка

1. Розігріти олію на сковороді. Додайте асафетиду та імбир. Смажимо 30 секунд.

2. Додайте овочі, які варяться найдовше, наприклад картоплю та моркву. Обсмажити хвилину, потім додати трохи води, накрити кришкою і тушкувати до напівготовності.

3. Додайте решту овочів, наприклад помідори, солодку кукурудзу та зелений перець. Додати соєвий соус, цукор і сіль. Накрийте кришкою і тушкуйте майже до готовності.

4. Знімаємо кришку і смажимо ще кілька хвилин.

5. Додайте свіжу зелень і залиште на кілька хвилин, щоб трави змішалися з овочами.

• Можна використовувати будь-які овочі, а також можна додати маринований тофу, пророщену квасолю та/або горіхи.

• Варений рис або локшину можна додати, щоб перетворити його на повноцінну їжу.

Томат каррі

Томат Раса Бхаджі

• 250 г помідорів – за бажанням нарізаних шматочками розміром у один дюйм або менше

• 1 ч. л. олії

• ½ чайної ложки зерен гірчиці

- $\frac{1}{2}$ чайної ложки насіння кмину

- 4 - 5 листочків каррі

- Щіпка куркуми

- Прищіпка асафетиди

- 1 ч. Л. тертого імбиру

- 1 картоплина – варена і розтерта – за бажанням – для загустіння

- 1-2 столові ложки смаженого арахісового порошку

- 1 столова ложка сухого кокоса - за бажанням

- Цукор і сіль за смаком

- Листя коріандру

1. Розігрійте олію і додайте зерна гірчиці. Коли вони спливуть, додайте кмин, листя каррі, куркуму, асафетиду та імбир. Варіть 30 секунд.

2. Додайте помідор і продовжуйте час від часу помішувати до готовності. Для більш рідкого каррі можна додати води.

3.   Додайте смажений арахіс, цукор, сіль і кокос, якщо використовуєте, а також картопляне пюре. Варити ще хвилину. Подавайте зі свіжим листям коріандру.

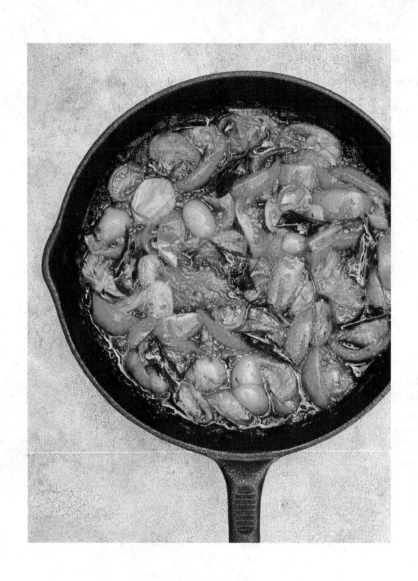

Каррі з білого гарбуза

Дудхі Бопла Бхаджі

• 250 г білого гарбуза/білого гарбуза/ дудхі бопла - рубаний

• 1 ч. Л. олії

• ½ чайної ложки зерен гірчиці

• ½ чайної ложки насіння кмину

• 4 - 5 листочків каррі

• Щіпка куркуми

• Прищіпка асафетиди

• 1 ч. Л. тертого імбиру

• 1-2 столові ложки смаженого арахісового порошку

• Коричневий цукор і сіль за смаком

1. Розігрійте олію і додайте зерна гірчиці. Коли вони спливуть, додайте кмин, листя каррі, куркуму, асафетиду та імбир. Варіть 30 секунд.

2. Додати білий гарбуз, трохи води, накрити кришкою і тушкувати, періодично помішуючи, до готовності.

3. Додайте смажений арахіс, цукор і сіль і варіть ще хвилину.

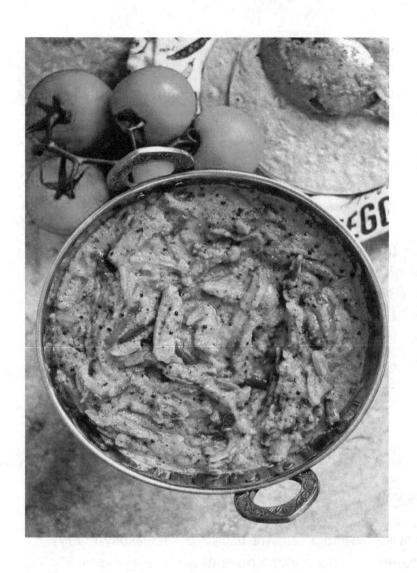

Льодяник соєве курча

На 4 порції. Час приготування: 10 хвилин плюс 3-4 години на маринування. Час приготування: 20 хвилин.

Інгредієнти

- 2 столові ложки імбирно-часникової пасти
- 4 столові ложки борошна універсального призначення
- 4 столові ложки кукурудзяного борошна
- 3 столові ложки соєвого соусу
- 1 чайна ложка порошку червоного чилі
- 1 чайна ложка цукру
- 1/2 столової ложки білого оцту
- Вода, за потребою
- 8-10 невеликих курячих гомілок або курячих крилець без шкіри
- 11/2 склянки рослинного масла

Напрямки

У великій мисці змішайте імбирно-часникову пасту, борошно універсального призначення, кукурудзяне борошно, соєвий соус, порошок червоного чилі, цукор і оцет. Додайте достатньо води, щоб отримати рідку однорідну консистенцію. Додайте курку і поставте в холодильник на 3-4 години.

У глибокій сковороді розігрійте 5-6 столових ложок рослинної олії. Додати в олію кілька шматочків курки і обсмажити до скоринки. Якщо масло почне бризкати, ви можете накрити сковороду захистом від бризок або кришкою. Продовжуйте, поки всі шматочки не будуть готові. Викиньте залишки маринаду.

Вийміть шматочки курки і викладіть на паперовий рушник, щоб стекла зайва олія. Подавайте негайно.

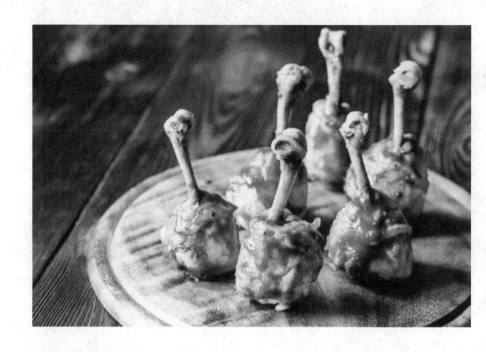

ачарі з йогуртом

На 4-5 порцій. Час приготування: 10 хвилин. Час приготування: 30-35 хвилин

У цьому рецепті ви також можете замінити баранину з індійським сиром або картоплю на курку — просто відповідно відрегулюйте час приготування.

Інгредієнти
- 2 столові ложки гірчичного або рослинного масла
- 1/2 чайної ложки насіння чорної гірчиці
- 1/2 чайної ложки насіння дикого фенхелю (також називають насінням нігелли) 2 сушених червоних чилі
- 1/4 чайної ложки насіння пажитника
- 1 столова ложка імбирно-часникової пасти
- 8 курячих стегон без шкіри
- 1/2 чайної ложки червоного порошку чилі
- 1/4 чайної ложки порошку куркуми
- Кухонна сіль, за смаком
- 1 склянка простого йогурту 1 склянка води
- Сік 1/2 лимона

Напрямки
У великій сковороді розігрійте олію майже до димлення. Зменшіть вогонь до середнього. Швидко додайте насіння гірчиці та чорнушки, червоний перець чилі та насіння пажитника. Смажте приблизно 30 секунд або поки насіння не почнуть змінювати колір і

не випустять свій аромат.

Додайте імбирно-часникову пасту та пасеруйте ще 10 секунд. Додати курку і тушкувати приблизно 2 хвилини. Зменшіть вогонь до середнього. Додайте червоний перець чилі, порошок куркуми та сіль; обсмажте, поки курка добре не підрум'яниться з усіх боків.

Додайте йогурт і добре перемішайте. Додайте приблизно 1 склянку води. Зменшіть вогонь до мінімуму, накрийте сковороду кришкою і готуйте 20-25 хвилин або поки курка не звариться і жир не почне спливати. Додайте лимонний сік і варіть ще 1 хвилину. Подавати в гарячому вигляді.

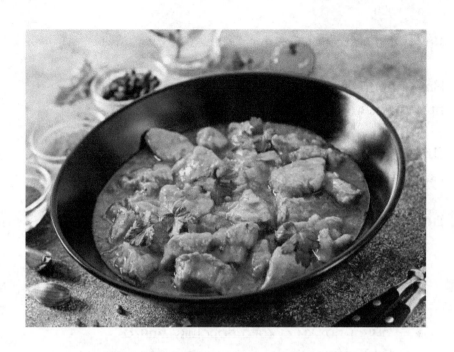

Хрусткі шматочки бамії та огірка зі спеціями

На 4 порції. Час приготування: 10 хвилин. Час приготування: 15 хвилин

Для ефектної презентації створіть «гніздо» з бамії та вкладіть у нього смажені креветки або курку Тікка.

Інгредієнти

- 11/2 фунта бамії, промити й висушити
- 1 великий огірок
- 1 чайна ложка порошку червоного чилі
- 1/2 чайної ложки теплої суміші спецій
- чайної ложки сухого порошку манго
- 31/2 столової ложки нутового борошна
- склянки рослинного масла
- 1 чайна ложка суміші спецій Чаат
- Кухонна сіль, за смаком

Напрямки

Видаліть стебла з бамії. Кожну частину розріжте уздовж на 4 частини. Викласти шматочки у велике плоске блюдо; відкласти. Наріжте огірок

У маленькій мисці змішайте порошок червоного чилі, суміш спецій і сухий порошок манго. Посипте цією сумішшю бамію. Добре перемішайте, щоб усі шматочки були покриті порошком спецій. Посипте бамію нутовим борошном. Знову перемішайте, щоб кожен шматок був злегка та рівномірно покритий.

У глибоку сковороду додайте рослинну олію приблизно на 1 дюйм. Нагрійте олію на сильному вогні до димлення, приблизно на 370°. Зменшіть вогонь до середнього. Додайте трохи бамії та обсмажте у фритюрі, поки добре не підрум'яниться, приблизно 4 хвилини. Вийміть шумівкою і покладіть на паперовий рушник, щоб він просочив. Продовжуйте, поки вся бамія не буде обсмажена. Дайте олії повернутися до точки димлення між порціями.

Посипте сумішшю спецій окру та огірок. Добре перемішайте і приправте сіллю. Подавайте негайно.

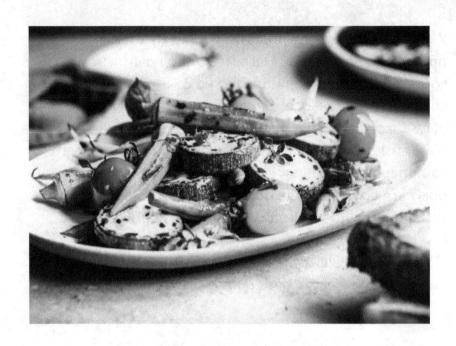

Фрикадельки зі смаком пажитника

На 4 порції. Час приготування: 10 хвилин. Час приготування: 10 хвилин. Подавайте ці фрикадельки розміром з м'ятою та кінзою.

Інгредієнти

- 1/2 фунта меленої нежирної баранини
- 1 маленька цибулина, подрібнена
- ложка сухого листя пажитника
- 1/4 чайної ложки імбирно-часникової пасти
- ложки теплої суміші спецій
- ложки свіжого лимонного соку
- Кухонна сіль, за смаком
- 2 столові ложки рослинного масла
- Кільця червоної цибулі, для прикраси

Напрямки

Розігрійте духовку до 500° або увімкніть жаровню.

У мисці змішайте всі інгредієнти, крім олії та кілець червоної цибулі. Добре перемішайте руками.

Розділіть суміш на 8 рівних частин і скачайте кульки. За допомогою кондитерської пензлика змастіть фрикадельки олією. Викладіть всі фрикадельки на деко в один шар.

Поставте деко під жаровню або в духовку і готуйте 8-10 хвилин, часто перевертаючи, поки фрикадельки добре не підрум'яняться з усіх боків і м'ясо повністю не приготується.

Прикрасьте кільцями червоної цибулі і подавайте гарячими.

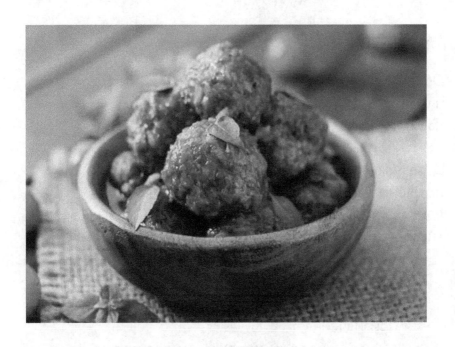

Індійський сир Маньчжурський

Обслуговує 4
Час підготовки: 5 хвилин
Час приготування: 10 хвилин

Ці закуски самі по собі настільки смачні, що їх не потрібно змащувати соусом.

Інгредієнти
- 1 1/2 столової ложки рисового або кукурудзяного борошна
- 11/2 столової ложки борошна універсального призначення
- 1/4 чайної ложки порошку білого перцю
- 1/4 чайної ложки кухонної солі
- 1 чайна ложка імбирно-часникової пасти
- Поливати в міру необхідності, кімнатної температури
- Рослинна олія для смаження у фритюрі
- 1/2 фунта індійського сиру, нарізаного кубиками

Напрямки

Змішайте кукурудзяне борошно, борошно універсального призначення, перець, сіль і імбирно-часникову пасту в мисці середнього розміру. Ретельно перемішайте і додайте стільки холодної води, щоб вийшло рідке тісто. (Кількох столових ложок води має бути достатньо, але додайте більше, якщо потрібно.)

У глибокій сковороді розігрійте 1-2 дюйми рослинної олії до 370° на термометрі для фритюру. Щоб перевірити температуру, можна додати краплю тіста; якщо воно відразу підніметься до верху, ваша олія готова до використання.

Занурте кілька шматочків індійського сиру в тісто, перевернувши, щоб покрити всі сторони; додати в гаряче масло. Обсмажте у фритюрі до золотистого кольору (перевертайте їх в олії, щоб вони не злиплися).

Вийміть сир з олії за допомогою шумівки та обсушіть на паперових рушниках. Дайте олії повернутися до температури і продовжуйте цей процес, поки весь індійський сир не буде обсмажений. Подавати в гарячому вигляді.

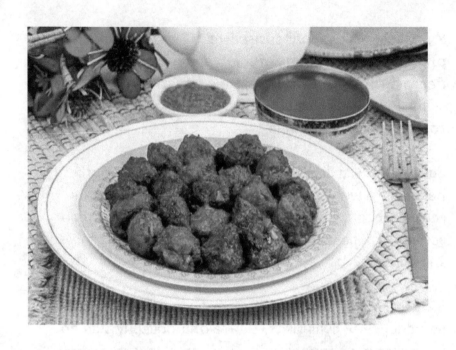

Солодка картопля з тамариндом і насінням кмину

Обслуговує 4
Час підготовки: 10 хвилин
Час приготування: немає

Подавайте зі свіжим лаймом

Інгредієнти

- 4 невеликих солодких картоплини
- 1 1/2 столової ложки тамаринда
- Чатні
- 1/4 чайної ложки чорної солі
- 1 столова ложка свіжого лимонного соку
- 1/2 чайної ложки насіння кмину, обсмажених і грубо подрібнених

Напрямки

Очистіть солодку картоплю та наріжте її кубиками розміром 1/2 дюйма. Варіть у підсоленій воді під кришкою протягом 5-8 хвилин або до готовності виделкою. Процідіть і дайте охолонути.

Помістіть усі інгредієнти в миску й акуратно перемішайте. Розкладіть солодку картоплю рівними порціями в 4 миски. Застроміть кілька зубочисток у нарізану кубиками солодку картоплю та подавайте.

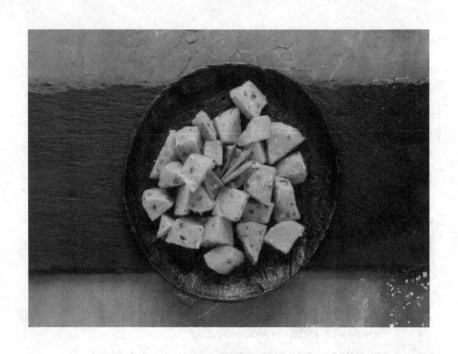

Гострі оладки з креветками

Обслуговує 4
Час підготовки: 15 хвилин
Час приготування: 10 хвилин

Ці креветки-метелики ідеально підходять до коктейлів або як закуска до легкого літнього обіду.

Інгредієнти
- 1 фунт креветок, з хвостом і без жилок
- 1 чайна ложка порошку куркуми
- 1 чайна ложка порошку червоного чилі
- 1 зелений перець чилі Серрано, без насіння і подрібнений
- 1 столова ложка тертого свіжого імбиру
- 1 столова ложка подрібнених зубчиків свіжого часнику
- ложка свіжого лимонного соку
- Кухонна сіль, за смаком
- яйця, збиті
- столові ложки борошна універсального призначення
- Рослинна олія для смаження у фритюрі

Напрямки

Креветки подрібніть і відкладіть.

У неглибокій мисці змішайте куркуму, порошок червоного чилі, зелений чилі, імбир, часник, лимонний сік і сіль; добре перемішати.

Викласти яйця в другу тарілку. Помістіть борошно в неглибоке блюдо.

Кожну креветку обмазати сумішшю спецій, потім умочити в яйце, а потім посипати борошном. Продовжуйте, поки всі креветки не покриються покриттям. Викиньте залишки яєць і борошна.

Розігрійте рослинне масло у фритюрниці або глибокій сковороді до 350°. Обсмажте креветки по кілька разів до золотистої скоринки. Вийміть шумівкою і обсушіть на паперових рушниках. Подавати в гарячому вигляді.

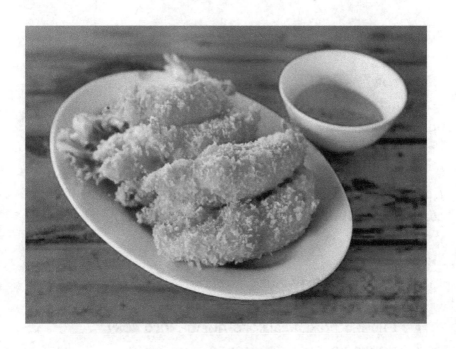

Імбирні курячі шматочки

Обслуговує 4
Час підготовки: 5 хвилин плюс принаймні 5-6 годин на маринування
Час приготування: 15 хвилин

Досить м'яке блюдо, подавайте зі шпинатним хлібом і салатом з моркви та помідорів

Інгредієнти
- чашка йогурту Hung
- ложки тертого кореня імбиру
- 1 чайна ложка свіжого лимонного соку
- ложка рослинного масла
- 1/2 чайної ложки (або за смаком) червоного порошку чилі
- Кухонна сіль, за смаком
- 11/2 фунта курячої грудки без шкіри та кісток, нарізаної кубиками
- ложки розтопленого вершкового масла
- Дольки лимона, для прикраси

Напрямки
У мисці або пластиковому пакеті, який можна закривати , змішайте йогурт, тертий імбир, лимонний сік, олію, порошок червоного чилі та сіль; добре перемішати. Додати кубики курки. Маринуйте, накривши кришкою та охолодивши, на 5-6 годин або, краще, на ніч.

Розігрійте духовку до 425°.

Нанизати курку на шампури і змастити розтопленим маслом. Викладіть курку на деко , застелене фольгою, і запікайте приблизно 7 хвилин. Переверніть один раз і змастіть маслом, що залишилося. Випікайте ще 7 хвилин або до золотисто-коричневого кольору і прозорості соку. Подавати гарячим, прикрасивши часточками лимона.

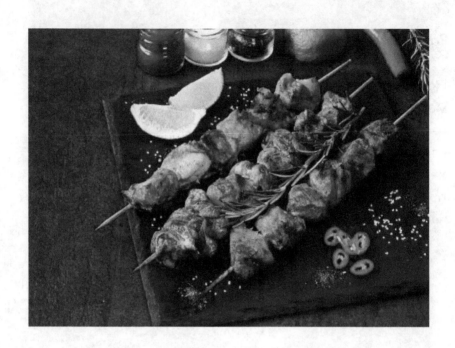

Пряний сир Чаат Тікка

Обслуговує 4
Час підготовки: 10 хвилин плюс 1 година на
маринування
Час приготування: 8 хвилин

Спробуйте замінити тофу замість індійського сиру
(панір) для іншого смаку.

Інгредієнти

- 1 стакан натурального йогурту
- 1 столова ложка рослинного масла
- 1/2 чайної ложки порошку куркуми
- 1 чайна ложка теплої суміші спецій
- 1/4 чайної ложки порошку кмину
- чайної ложки імбирно-часникової пасти
- Кухонна сіль, за смаком
- чашки індійського сиру, нарізаного кубиками
  (приблизно 3/4 на 1/2 дюйма)
- 1 цибулину, нарізати четвертинками і розділити
  шари
- 1 столова ложка рослинного масла
- 1 чайна ложка суміші спецій Чаат

Напрямки
У мисці змішайте йогурт, рослинну олію, порошок
куркуми, суміш спецій, порошок кмину, імбирно-
часникову пасту та сіль; добре перемішати.

Додайте в маринад індійський сир і цибулю, накрийте

кришкою і поставте в холодильник приблизно на 1 годину.

Розігрійте бройлера. По черзі нанизати сир і цибулю на шпажки. Смажте приблизно на відстані 4 дюймів від вогню протягом 5-8 хвилин або до готовності, перевертаючи та поливши один раз олією. Коли цибуля почне обвуглюватися з боків, Панір Тікка готовий.

Подавайте теплим, посипавши сумішшю спецій Чаат і додавши зелень

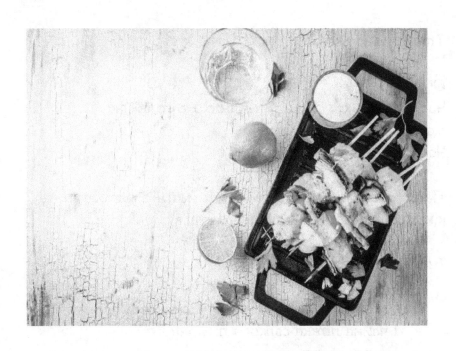

Тандурі з куркою

Обслуговує 4
Час підготовки: 5 хвилин плюс 5-6 годин на
маринування
Час приготування: 15 хвилин

Пенджабський цибульний салат і чатні з м'ятою та
кінзою гарно доповнюють цю страву.

Інгредієнти

- 3/4 склянки звішеного йогурту
- 1 столова ложка імбирно-часникової пасти
- 1 чайна ложка свіжого лимонного соку
- 1 столова ложка рослинного масла
- 1/2 чайної ложки або за смаком порошку
  червоного чилі
- Кухонна сіль, за смаком
- 1/2 чайної ложки суміші спецій Тандурі
- 1/4 чайної ложки теплої суміші спецій
- курячі грудки без шкіри та кісток, нарізані
  кубиками
- ложки розтопленого вершкового масла, для
  помазки Дольки лимона, для прикраси

Напрямки

Щоб приготувати маринад, змішайте йогурт Hung,
імбирно-часникову пасту, лимонний сік, олію,
порошок червоного чилі, сіль і суміш спецій у мисці

для змішування; добре перемішати. Додати кубики курки. Накрийте кришкою та дайте маринуватися в холодильнику на 5-6 годин або на ніч.
Розігрійте духовку до 400°

Нанизати курку на шампури і змастити розтопленим маслом. Викладіть курку на деко і запікайте в розігрітій духовці приблизно 5 хвилин. Переверніть один раз і змастіть маслом, що залишилося.

Смажте ще 10 хвилин або до золотисто-коричневого кольору і прозорості соку.

Подавати гарячим, прикрасивши часточками лимона.

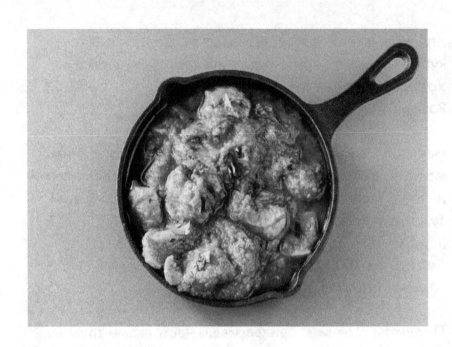

Португальські рулетики з креветками

Обслуговує 4
Час підготовки: 20 хвилин
Час приготування: 15 хвилин

Для найкращих результатів використовуйте свіжі сухарі. Ви також можете використовувати упаковане картопляне пюре як ярлик для приготування цієї страви.

Інгредієнти

- 2 невеликі картоплини
- потовчіть креветки, очищені від шкірки і без кісточок
- 1/2 чайної ложки порошку куркуми
- Кухонна сіль, за смаком
- 1/2 склянки води
- Зелений перець чилі Серрано, без насіння та подрібнений
- чайна ложка подрібненого часнику
- яєць, збитих
- 1 стакан свіжих сухарів
- Рослинна олія для смаження у фритюрі

Напрямки

Очистіть і наріжте картоплю кубиками розміром 11/2 дюйма. Варіть у воді приблизно 8 хвилин або до готовності. Відкласти.

У глибокій сковороді змішайте креветки, порошок куркуми, сіль і воду. Тушкуйте, поки креветки не стануть непрозорими. Злийте всю воду і відкладіть креветки. Крупно наріжте креветки і розімніть картоплю. У мисці змішайте креветки, картоплю, зелений перець чилі та часник; добре перемішати і сформувати кульки. Має вийти приблизно 12 кульок.

Покладіть яйця в миску, а в іншу неглибоку миску покладіть хлібні крихти.

У фритюрниці або глибокій сковороді розігрійте рослинне масло до 350°. Візьміть кожен рулет з креветками, умочіть його в яйця, а потім злегка обваляйте в панірувальних сухарях. Смажте у фритюрі по 2 штуки за раз до золотистої скоринки. Вийміть з олії за допомогою а
шумівкою і злийте на паперових рушниках. Подавати в гарячому вигляді.

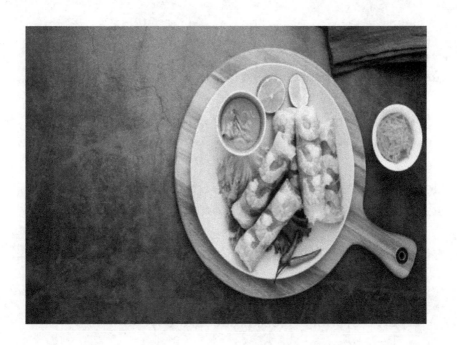

Китайсько-індійська курка чилі

На 4 порції. Час підготовки: 10 хвилин, плюс 3 години на маринування. Час приготування: 15 хвилин.

Це чудове блюдо, тож подбайте про те, щоб у вас було щось холодне та солодке, як-от свіжий лайм

Інгредієнти

- 2 столові ложки імбирно-часникової пасти
- 21/2 столової ложки соєвого соусу
- 1 столова ложка оцту
- чайної ложки червоного порошку чилі
- 1/2 чайної ложки цукру
- 1/2 чайної ложки кухонної солі
- свіжий зелений перець чилі Серрано, без насіння та подрібнений
- 1-2 краплі червоного харчового барвника, за бажанням
- курку без кісток і шкіри, нарізану кубиками
- ложки рослинного масла

Напрямки

Щоб приготувати маринад, змішайте імбирно-часникову пасту, соєвий соус, оцет, порошок червоного чилі, цукор, сіль, зелений перець чилі та червоний харчовий барвник (за бажанням) у мисці для змішування або пластиковому пакеті, що закривається. Додати шматочки курки і добре перемішати. Накрийте кришкою і замаринуйте в холодильнику приблизно 3 години.

Розігрійте олію у великій сковороді на сильному рівні. Додайте мариновані шматочки курки, струсивши надлишки маринаду. Викиньте залишки маринаду. Смажте, помішуючи, приблизно 5-7 хвилин, поки курка не звариться. Ви можете додати 1 або 2 столові ложки води, якщо суміш починає липнути або висихати. Зняти з вогню. (Залежно від вибраного типу курки час приготування може дещо відрізнятися.)

Для подачі розкладіть однакові порції курки на 4 тарілки для закусок. Подавати в гарячому вигляді.

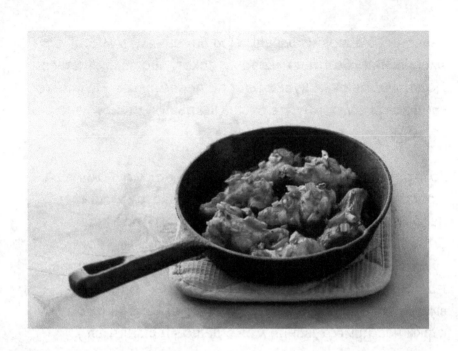

САЛАТИ

Гострий овочевий салат

Для овочевого салату можна змішати будь-який вид овочів або тільки один овоч. Їх можна подрібнити або натерти, приготувати на пару або сирими.

Інгредієнти

- пряна суміш - розігріти олію, додати зерна гірчиці, коли вони схопляться, додати насіння кмину, потім листя каррі та асафетиду
- Сіль і цукор
- Сік лимона/лайма (не використовуйте, якщо в салаті є помідори)
- Свіже листя коріандру – для західного стилю ви можете використовувати петрушку, кріп, базилік, рукколу, м'яту тощо.
- Свіжий тертий кокос
- Порошок смаженого арахісу або цілий смажений арахіс
- Йогурт

Напрямки

Свіжі овочі наріжте і при необхідності приготуйте на пару.

Додайте будь-які інші інгредієнти за смаком. Наприкінці додайте основну пряну суміш. (в окремій сковороді розігріти олію і додати спеції, потім додати суміш до овочів)

Все перемішайте і подавайте.

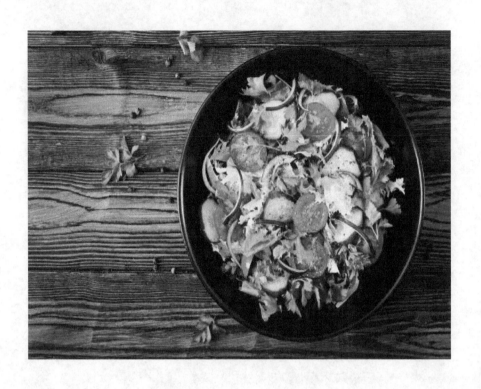

Салат з буряка та помідорів

Це один із найпопулярніших салатів в ашрамі.

Інгредієнти

- 1/2 склянки свіжих помідорів - нарізати
- 1/2 склянки вареного буряка - нарізати
- 1 ст ложка рослинного масла
- 1/4 столової ложки насіння гірчиці
- 1/4 столової ложки насіння кмину
- Щіпка куркуми
- 2 щіпки асафетиди
- 4-5 листків каррі
- Сіль за смаком
- Цукор за смаком
- 2 столові ложки арахісового порошку
- Свіжі подрібнені листя коріандру

Напрямки

Розігріти олію, потім додати насіння гірчиці.

Коли вони спливуть, додайте кмин, потім куркуму, листя каррі та асафетиду.

Додайте суміш спецій до буряка і помідорів разом з арахісовою пудрою, а також сіль, цукор і листя коріандру за смаком.

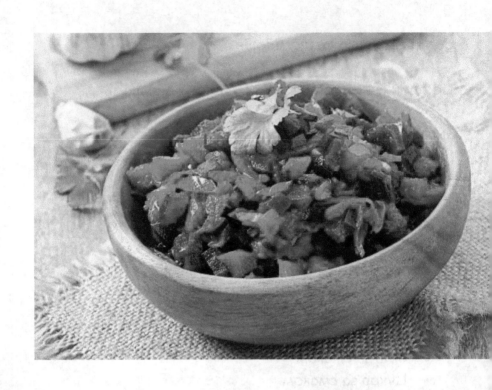

Салат з капусти та граната

Інгредієнти

- 1 стакан капусти - тертої
- $\frac{1}{2}$ граната
- $\frac{1}{4}$ столової ложки насіння гірчиці
- $\frac{1}{4}$ столової ложки насіння кмину
- 4-5 листочків каррі
- Прищіпка асафетиди
- 1 ст ложка олії
- Сіль і цукор за смаком
- Лимонний сік за смаком
- Свіже листя коріандру

Напрямки

Видаліть зерна з граната.

Змішайте гранат з капустою.

На сковороді розігрійте олію і додайте зерна гірчиці. Коли вони спливуть, додайте насіння кмину, листя каррі та асафетиду. Додайте суміш спецій до капусти.

Додати цукор, сіль і лимонний сік за смаком. Добре перемішати.

За бажанням прикрасьте коріандром.

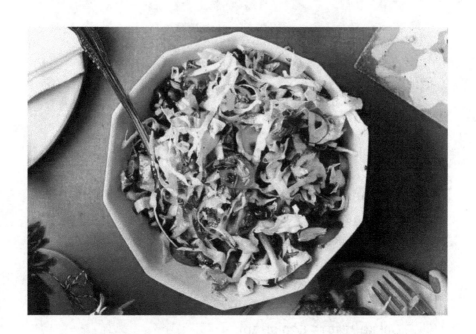

Салат з моркви та граната

Інгредієнти

- 2 моркви - терті
- $\frac{1}{2}$ граната
- $\frac{1}{4}$ столової ложки насіння гірчиці
- $\frac{1}{4}$ столової ложки насіння кмину
- 4-5 листочків каррі
- Прищіпка асафетиди
- 1 ст ложка олії
- Сіль і цукор за смаком
- Лимонний сік – за смаком
- Свіже листя коріандру

Напрямки

Видаліть зерна з граната.

Змішайте гранат з морквою.

На сковороді розігрійте олію і додайте зерна гірчиці. Коли вони спливуть, додайте насіння кмину, листя каррі та асафетиду. До моркви додати суміш спецій.

Додати цукор, сіль і лимонний сік за смаком. Добре перемішати.

За бажанням прикрасьте коріандром.

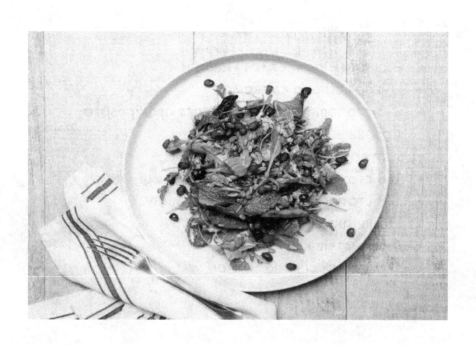

Салат з огірків і арахісу

Інгредієнти

- 2 огірки – почистити і нарізати
- Цукор і сіль за смаком
- 2-3 столові ложки смаженого арахісового порошку – або за смаком
- 1 ст ложка олії
- 1/8 столової ложки насіння гірчиці
- 1/8 столової ложки насіння кмину
- Прищіпка асафетиди
- 4-5 листків каррі
- Лимонний сік – за смаком

Напрямки

На сковороді розігріти олію. Додайте зерна гірчиці. Коли вони спливуть, додайте насіння кмину, асафетиду та листя каррі.

Додайте суміш спецій до огірків.

Додати сіль, цукор і лимон за смаком.

Додайте арахісовий порошок і добре перемішайте.

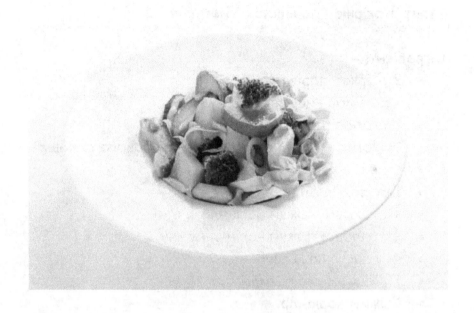

Салат з огірків, помідорів і йогурту

Інгредієнти

- 2 огірка - порізати
- 1 помідор - нарізати
- 2 столові ложки простого йогурту
- 2 столові ложки смаженого арахісового порошку
- Сіль і цукор за смаком
- 1 ст ложка олії
- $\frac{1}{4}$ столової ложки насіння гірчиці
- $\frac{1}{2}$ столової ложки насіння кмину
- 4-5 листочків каррі
- Прищіпка асафетиди
- Свіжий коріандр

Напрямки

Змішайте огірок, помідор і йогурт.

В окремій сковороді розігріти олію і додати зерна гірчиці. Коли вони спливуть, додайте насіння кмину, листя каррі та асафетиду.

Змішайте суміш спецій з огірковою.

Додайте арахісову пудру, сіль, цукор і йогурт.

Прикрасити листочками коріандру.

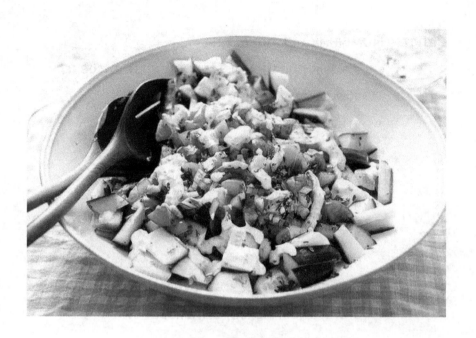

Салат «Помічник від похмілля».

- 3 чашки нарізаної зелені (салат айсберг або ромен, шпинат або суміш)
- $\frac{1}{4}$ цибулини кропу, тонко нарізаної
- $\frac{1}{2}$ склянки помідорів черрі або винограду, розрізаних навпіл або на четвертинки
- $\frac{1}{2}$ чашки подрібнених варених суцвіть брокколі
- $\frac{1}{2}$ склянки нарізаного буряка
- 1-2 столові ложки оливкової олії першого віджиму
- Сік $\frac{1}{2}$ лимона

У великій мисці змішайте зелень, фенхель, помідори, брокколі та буряк. Змастити оливковою олією та лимонним соком.

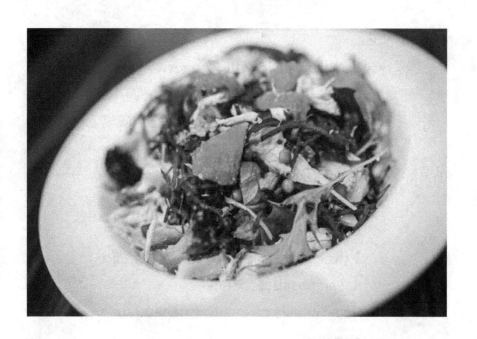

Паста Тосс

- 1 упаковка (16 унцій) пасти на ваш вибір
- 1 столова ложка оливкової олії першого віджиму
- 2 зубчики часнику, подрібнити
- 1 (14 унцій) банка сердечок артишоку, осушених і нарізаних
- 1 склянка помідорів винограду або черрі, розрізаних навпіл
- Чорний свіжомелений перець за смаком

Доведіть до кипіння велику каструлю води. Додайте макарони та варіть відповідно до інструкцій на упаковці. Поки макарони готуються, розігрійте олію у великій сковороді на середньому вогні. Додайте часник і нагрівайте 1 хвилину. Додайте артишоки та помідори і варіть до м'якості приблизно 7 хвилин. Коли макарони звиряться, злийте воду і додайте прямо в сковороду. Змішати з овочами і приправити чорним перцем, якщо потрібно.

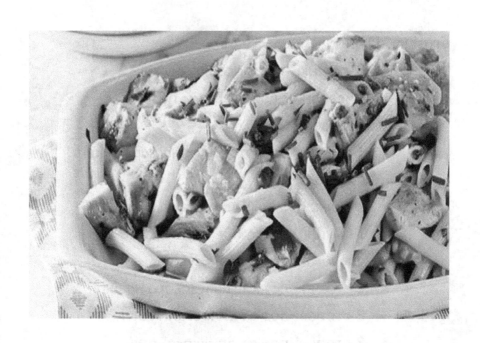

Crushin 'It».

- 3 склянки дитячого шпинату
- 1 червоний болгарський перець, нарізаний
- 1 склянка приготованих на пару суцвіть брокколі
- $\frac{1}{2}$ помідора, нарізаного кубиками
- 1 (3 унції) банка повністю білого тунця, упакованого у воду
- 2 столові ложки гарбузового насіння
- 2 столові ложки волоських горіхів
- 2 столові ложки оливкової олії першого віджиму
- 1 столова ложка бальзамічного оцту

Покладіть усі інгредієнти салату у велику миску. Змішати оливковою олією та оцтом.

Салат з гарбуза та йогурту

Інгредієнти

- 2 склянки гарбуза, нарізаного шматочками по дюйму
- 1 ст ложка олії
- 1-2 столові ложки смаженого арахісового порошку
- ½ столової ложки насіння гірчиці
- ½ столової ложки насіння кмину
- 4-5 листочків каррі
- 2 столові ложки простого йогурту
- Свіжий коріандр - за смаком
- Сіль і цукор за смаком

Напрямки

Гарбуз відварити або приготувати на пару. круто За бажанням розтерти.

Розігрійте олію і додайте зерна гірчиці. Коли вони спливуть, додайте насіння кмину та листя каррі.

До охолодженого гарбуза додати суміш спецій.

Додайте йогурт, сіль, цукор і арахісову пудру. Змішати

Прикрасити коріандром.

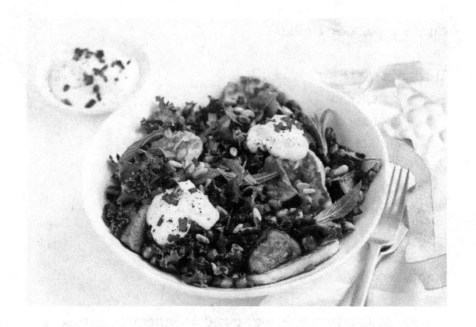

Салат з редьки Дайкон

Інгредієнти

- 2 редиски
- 3 столові ложки смаженої чана дал
- Лимон за смаком або йогурт
- 1/2 столової ложки порошку насіння кмину
- Цукор за смаком
- Свіже листя коріандру
- Сіль за смаком

Напрямки

Редьку дрібно натерти, включаючи зелену бадилля.

Додати всі інгредієнти і добре перемішати.

Прикрасити коріандром.

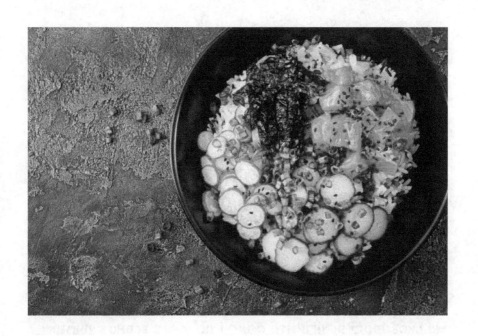

Салат із сирого гарбуза

Інгредієнти

- 1 стакан тертої гарбуза
- $\frac{1}{4}$ столової ложки насіння гірчиці
- $\frac{1}{4}$ столової ложки насіння кмину
- 4-5 листочків каррі
- Прищіпка асафетиди
- 1 ст ложка олії
- Сіль і цукор за смаком
- Свіже листя коріандру

На сковороді розігрійте олію і додайте зерна гірчиці. Коли вони спливуть, додайте насіння кмину, листя каррі та асафетиду. До натертої гарбуза додати суміш спецій.

Додати цукор, сіль за смаком.

За бажанням прикрасьте коріандром.

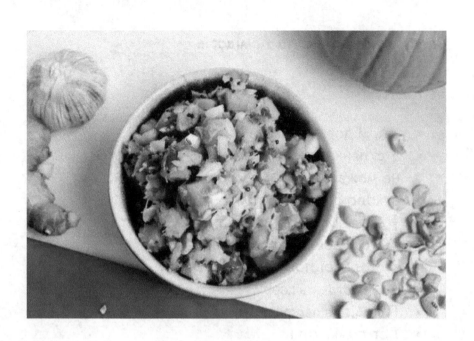

Салат з пажитника та помідорів

Інгредієнти

- 1 помідор – нарізати
- $\frac{1}{4}$ склянки листя пажитника – нарізаного (якщо ви не можете знайти його, замініть шпинатом, руколою або салатом)
- $\frac{1}{2}$ склянки листя шпинату - подрібнити
- $\frac{1}{4}$ столової ложки насіння гірчиці
- $\frac{1}{4}$ столової ложки насіння кмину
- 4-5 листочків каррі
- Прищіпка асафетиди
- 1 ст ложка олії
- Сіль і цукор за смаком
- 2 столові ложки смаженого арахісового порошку
- Свіже листя коріандру

Напрямки

Змішайте помідор, листя пажитника і шпинат.

На сковороді розігрійте олію і додайте зерна гірчиці. Коли вони спливуть, додайте насіння кмину, листя каррі та асафетиду. До томатної суміші додати суміш спецій.

Додати цукор, сіль і арахісову пудру.

За бажанням прикрасьте коріандром.

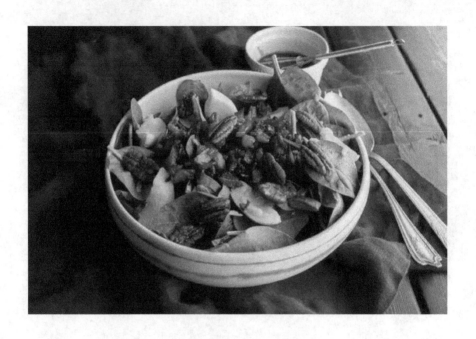

Салат з помідорів і арахісу

Інгредієнти

- 2 помідори - нарізати
- $\frac{1}{4}$ столової ложки насіння гірчиці
- $\frac{1}{4}$ столової ложки насіння кмину
- 4-5 листочків каррі
- 1/2 столової ложки олії
- Сіль і цукор за смаком
- 1-2 столові ложки смаженого арахісового порошку
- Йогурт - за бажанням
- Свіже листя коріандру

Напрямки

На сковороді розігрійте олію і додайте зерна гірчиці. Коли вони спливуть, додайте насіння кмину та листя каррі. До помідорів додати суміш спецій.

Додати цукор і сіль за смаком. Додайте смажений арахісовий порошок.

За бажанням прикрасьте коріандром і йогуртом.

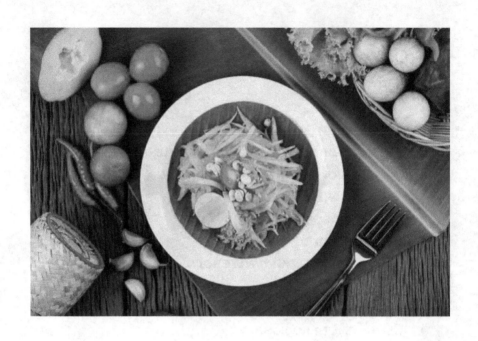

СУПИ

Картопляний суп «Сонцестояння».

Цей рецепт робить кров злегка лужним, що сприяє душевній рівновазі.

Інгредієнти:

- 1 літр нарізаної картоплі 1 літр нарізаної селери
- чверть нарізаної цибулі
- 1/8 склянки сирого подрібненого часнику
- 1/8 склянки рослинного масла
- 1 столова ложка порошку чилі
- 1 столова ложка куркуми
- 1 столова ложка кмину
- 1 столова ложка коріандру Щіпка кайенского перцю
- сіль

Напрямки:

Покладіть овочі у велику каструлю на дно картоплею. Залити водою і посолити. Довести до кипіння і варити до м'якості овочів. Тим часом обсмажте в олії порошок чилі, куркуму, кмин, коріандр і кайенський перець, а потім додайте в суп. Додайте часник в кінці перед подачею.

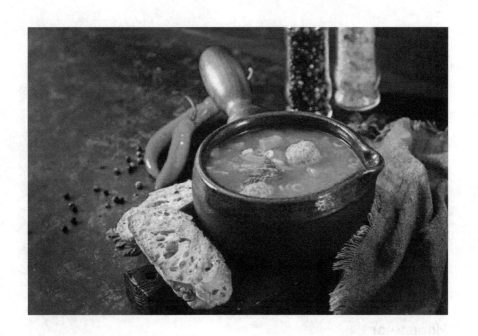

Буряковий суп

Інгредієнти

- 1 велика буряк
- 1 стакан води
- 2 щіпки порошку кмину
- 2 щіпки перцю
- 1 щіпка кориці
- 4 щіпки солі
- Вичавлення лимона
- $\frac{1}{2}$ столової ложки топленого масла

Напрямки

Відваріть буряк, потім очистіть.

Змішайте з водою і за бажанням відфільтруйте.

Закип'ятіть суміш, потім додайте решту інгредієнтів і подавайте.

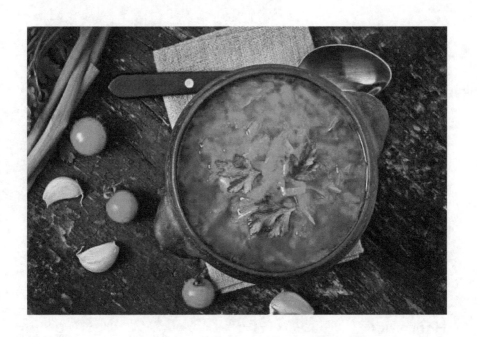

Суп з пахтою та нутом

Інгредієнти

- 3 склянки пахти
- 1/2 склянки нутового борошна
- 5-6 листків каррі
- 2 гвоздики
- 1/8 столової ложки куркуми
- 1/4 столової ложки кмину
- $\frac{1}{8}$ столової ложки асафетиди
- 1 столова ложка тертого імбиру
- Сіль за смаком

Напрямки

Змішайте пахту і нутове борошно, поки не буде грудочок.

Розігріти олію і додати кмин, асафетиду, листя каррі, гвоздику і куркуму.

Додайте імбир і сіль і варіть хвилину.

Додайте суміш спецій до суміші пахти та нуту. На середньому вогні варимо суп. Коли суп почне підніматися і кипіти, суп готовий.

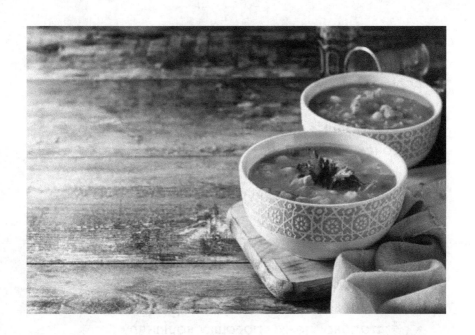

Змішаний суп Дал

Інгредієнти

- 1/2 склянки дал (мунг, тур, урід , нут , червона сочевиця)
- 1 ½ склянки води
- ½ столової ложки куркуми
- 1 ст ложка олії
- ½ столової ложки насіння гірчиці
- ½ столової ложки насіння кмину
- 5-6 листків каррі
- ½ столової ложки імбиру – тертого
- ½ столової ложки порошку коріандру
- Прищіпка асафетиди
- 1 помідор - нарізати
- Свіжий тертий кокос – за бажанням
- Сіль і нефрит / коричневий цукор за смаком
- Свіжий коріандр

Напрямки

Помістіть воду та дал у велику каструлю або скороварку та додайте куркуму. Доведіть до кипіння і варіть, поки дал не стане м'яким.

В окремій сковороді розігрійте олію, додайте насіння гірчиці, потім насіння кмину, листя каррі, імбир, порошок коріандру та асафетиду. Додати помідори і смажити 5 хвилин.

Додайте томатну суміш до далу. Додайте кокос, сіль і нефрит за смаком.

Прикрасьте свіжим коріандром і кокосом.

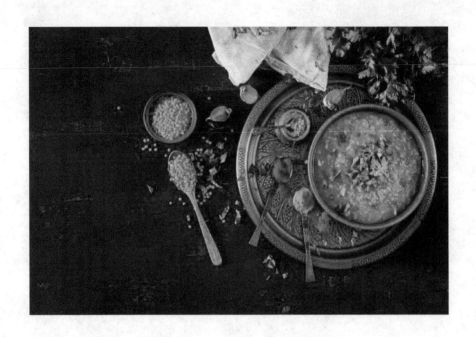

Збитий гарбузовий суп

Інгредієнти

- 6 чашок курячого бульйону
- 1 ½ чайної ложки солі
- 4 склянки гарбузового пюре
- 1 чайна ложка подрібненої свіжої петрушки
- 1 склянка нарізаної цибулі
- ½ чайної ложки подрібненого свіжого чебрецю
- 1 зубчик часнику, подрібнений
- ½ склянки густих вершків для збивання
- 5 цілих горошин чорного перцю

Напрямки

Покладіть гарбуз в каструлю і залийте водою. Варіть, поки гарбуз не стане м'яким.

Змішайте гарбуз і воду до однорідності.

Додайте більше води, якщо потрібен більш рідкий суп.

Додайте всі спеції і доведіть до кипіння.

За бажанням подавайте з маслом, йогуртом та/або цибулею.

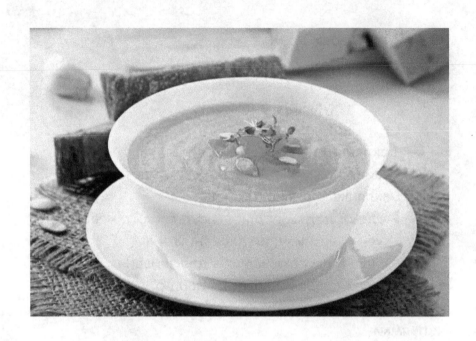

Білий гарбузовий і кокосовий суп

Інгредієнти

- білий гарбуз середнього розміру, також відомий як гарбуз
- Насіння кмину
- листя каррі
- Свіже листя коріандру
- Сіль і цукор за смаком
- Кокос за смаком

Напрямки

Відваріть гарбуз, потім змішайте до стану рідини.

Змішайте м'якоть гарбуза і воду (збережену від кип'ятіння) до потрібної густоти.

Додати насіння кмину і листя каррі.

Додати цукор і сіль за смаком. Довести до кипіння.

Прикрасьте свіжим листям коріандру та кокосом.

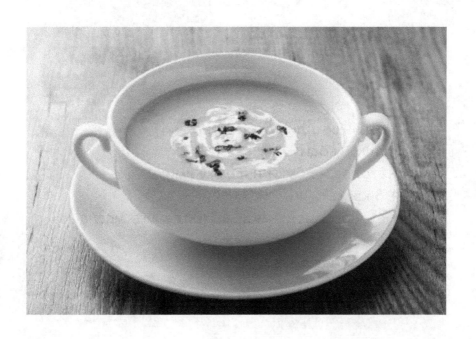

Цілий суп мунг

Інгредієнти

- ½ склянки цілих бобів мунг
- 1 стакан води
- ¼ столової ложки порошку кмину
- 4-6 крапель лимона
- ½ столової ложки масла/топленого масла - за бажанням
- Сіль за смаком

Напрямки

Замочіть маш на ніч або на 10 годин.

Відварити маш у воді або в скороварці (2 свистка) до м'якості.

Змішайте маш і воду до однорідності. Довести до кипіння.

Додайте лимон, порошок кмину, масло/топлене масло та сіль.

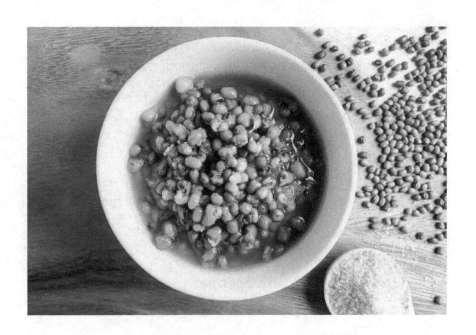

Соус з яловичини

- 1 столова ложка оливкової олії першого віджиму
- 1 жовта цибулина, нарізана
- 2 зубчики часнику, подрібнити
- 1 морква, нарізана кубиками
- ½ фунта органічного яловичого фаршу
- 2 (28 унцій) банки подрібнених помідорів
- 1 чайна ложка орегано
- Сіль і перець за смаком
- Шматочок червоного перцю (за бажанням)
- 1 упаковка (12 унцій) пасти на ваш вибір

Розігрійте олію у великій сковороді на середньому вогні. Додайте цибулю, часник і моркву і варіть, поки морква не стане м'якою. Додайте яловичину, подрібнивши її тильною стороною дерев'яної ложки, і варіть, поки м'ясо не перестане бути рожевим. Додайте помідори, орегано, сіль і перець за смаком і пластівці червоного перцю, якщо використовуєте. Накрийте кришкою і дайте варитися 15-20 хвилин. Поки соус вариться, доведіть до кипіння велику каструлю води. Додайте макарони та варіть відповідно до інструкцій на упаковці. Коли звариться, злийте воду і додайте в сковороду з соусом. Перемішайте, подавайте та насолоджуйтесь!

Золотий суп з куркумою і цвітною капустою

Коли наші чакри не збалансовані, ми можемо відчувати «розлад» у цій частині тіла, а також пов'язані з цим психосоматичні симптоми, такі як проблеми зі стегнами, гормональний дисбаланс, проблеми з травленням, захворювання серця, слиз, головні болі або туман у мозку. Завдяки таким інгредієнтам, як мелені коренеплоди, спекотна кориця, сильна куркума, листова зелень, що розширює серце, насичена поживними речовинами спіруліна та освітлюючий буряк, ці супи є чудовими рослинними ліками.

Інгредієнти

- 6 чашок суцвіть цвітної капусти
- 3 зубчики часнику, подрібнені (або $\frac{3}{4}$ столової ложки асафетиди для пітти)
- 2 столові ложки плюс 1 столова ложка олії виноградних кісточок, кокоса або авокадо, розділені
- 1 ст.л куркуми
- 1 ст.л меленого кмину
- $\frac{1}{8}$ столової ложки подрібнених пластівців червоного перцю (опустіть для пітти)
- 1 середня жовта цибулина або цибулина фенхелю, подрібнена
- 3 склянки овочевого бульйону
- $\frac{1}{4}$ склянки збовтаного кокосового молока з повним жиром для подачі

Підготовка

Розігрійте духовку до 450°. У великій мисці змішайте цвітну капусту та часник з 2 столовими ложками олії, поки вони добре не покриються. Додайте куркуму, кмин і пластівці червоного перцю та перемішайте, щоб рівномірно покрити. Викладіть цвітну капусту на деко в один шар і запікайте до підрум'янення та м'якості 25-30 хвилин.

Тим часом у великій каструлі або голландській духовці розігрійте решту 1 столової ложки олії на середньому вогні. Додайте цибулю і готуйте 2-3 хвилини, поки вона не стане прозорою.

Коли цвітна капуста запечеться, вийміть її з духовки. Зарезервуйте 1 чашку для верхнього супу. Візьміть цвітну капусту, що залишилася, додайте в середню каструлю з цибулею і влийте овочевий бульйон. Доведіть до кипіння, потім накрийте кришкою і варіть на повільному вогні 15 хвилин.

Збийте суп до однорідного пюре за допомогою занурювального блендера або дайте йому охолонути та пюрируйте порціями за допомогою звичайного блендера.

Подавайте, посипавши відкладеною смаженою цвітною капустою та дрібкою кокосового молока.

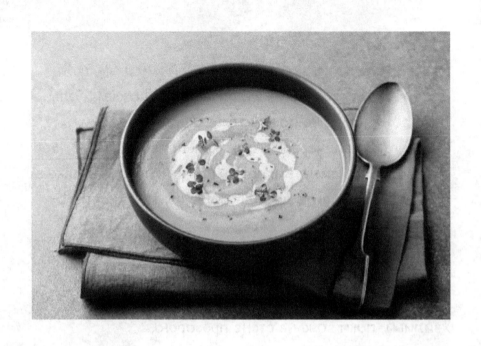

Гострий імбирний суп з локшиною

Кількість порцій: 5 осіб

Час підготовки 15 хвилин

Час приготування 20 хвилин

Інгредієнти

- 1/4 склянки кунжутної олії
- 1 1/2 склянки уп стебла чой і зелень, нарізані шматочками 1 дюйм
- 1 червоний перець без плодоніжки, нарізаний
- 12 зелених бобів обрізані , розрізані навпіл
- 1 халапеньо без насіння, плодоніжки, подрібнений
- 7 склянок води
- 1/2 столової ложки пасти чилі
- 1 чашка тамарі
- 1/2 чашки меленого імбиру
- 2 столові ложки кокосового цукру
- 1/4 склянки соку лайма
- 12 унцій твердого фаршу тофу
- 1 1/4 порізаних букових грибів
- Рисова локшина вагою 2 унції, розбита на шматочки довжиною 1 дюйм
- 1/4 чашки цибулі
- 2 ст л кінзи подрібненої

Напрямки

Нагрійте олію в середньому нереактивному бульйоні на середньому сильному вогні, поки не закипить.

Додати пакет чой , перець, зелені боби та халапеньо. Тушкуйте 10 хвилин, часто помішуючи, поки овочі не розм'якшаться. Додайте воду, пасту чилі, тамарі, імбир, кокосовий цукор і сік лайма та доведіть бульйон до кипіння, періодично помішуючи. Додайте тофу, гриби та поламану рисову локшину. Знову доведіть суп до кипіння і зменшіть вогонь до мінімуму. Варіть 8-10 хвилин, поки локшина не розм'якшиться. Зніміть суп з вогню і додайте свіжу зелень. Зачекайте дві хвилини та подавайте.

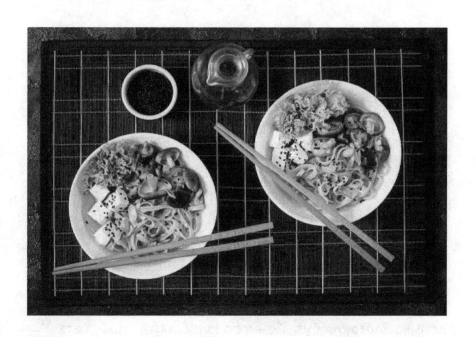

Суп для імунітету

30 хвилин
Загальний час 1 година
Вихід на 8 порцій (розмір порції: 1 1/2 склянки)

У цьому легкому супі багато продуктів, які зміцнюють імунітет: листова капуста, багата на вітамін C, гриби, що містять вітамін D, курка та нут, що містять цинк, а також часник, багатий антиоксидантами. Крім того, гарячий, парний бульйон і натяк перцевого тепла викликають у вас ніс — чудовий засіб для промивання носових пазух і потенційного запобігання інфекції. Це велика каструля бульйонного супу, який ви можете приготувати заздалегідь і насолоджуватися ним пару днів; смак лише покращується з часом. Вас може насторожити велика кількість часнику, але майте на увазі, що після варіння він значно м'якне. Хоча ми любимо використовувати тут курячі грудки з кісткою, ви також можете поміняти їх 3 чашками подрібненої курячої грудки (майте на увазі, що це додасть більше натрію)».

Інгредієнти
- 2 столові ложки оливкової олії
- 1 1/2 склянки нарізаної цибулі
- 3 стебла селери, тонко нарізані
- 2 великі моркви, тонко нарізані
- 1 фунт попередньо нарізаних грибів з вітаміном D
- 10 середніх зубчиків часнику, подрібнених

- 8 склянок несолоного курячого бульйону
- 4 гілочки чебрецю
- 2 лаврові листки 1 (15 унцій) банка несолоного нуту, зцідженого
- 2 фунти курячих грудок без шкіри та кісток
- 1 1/2 чайної ложки кошерної солі
- 1/2 чайної ложки меленого червоного перцю
- 12 унцій кучерявої капусти, стебла видалені, листя порвані

Напрямки

Розігрійте олію у великій голландській духовці на середньому вогні

Додати цибулю, селеру і моркву; варіть, періодично помішуючи, 5 хвилин. Додати гриби і часник; варіть, часто помішуючи, 3 хвилини. Додайте бульйон, чебрець, лавровий лист і нут; доведіть до кипіння. Додайте курку, сіль і червоний перець; накрийте кришкою і тушкуйте, поки курка не буде готова, приблизно 25 хвилин.

Вийміть курку з голландської духовки; злегка остудіть. М'ясо подрібнити 2 виделками; викинути кістки. Перемішати курку і капусту в суп; накрийте кришкою і тушкуйте, поки капуста не стане м'якою, приблизно 5 хвилин. Викиньте гілочки чебрецю та лавровий лист.

Харчування

Калорії 253
Жири 6,5 гр
Білок 28 г
вуглевод
22 г клітковини

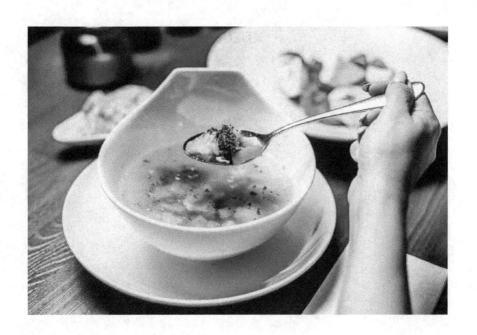

ХЛІБИ

Смажений хліб

Пурі

- 500 г пшеничного борошна
- 1 ч . Л. сухого порошку коріандру
- 1/2 ч. Л. порошку кмину
- 1/2 чайної ложки порошку куркуми
- Щіпка солі
- 2-3 ст.л олії _ _
- Вода: рівно стільки, щоб тісто липнуло

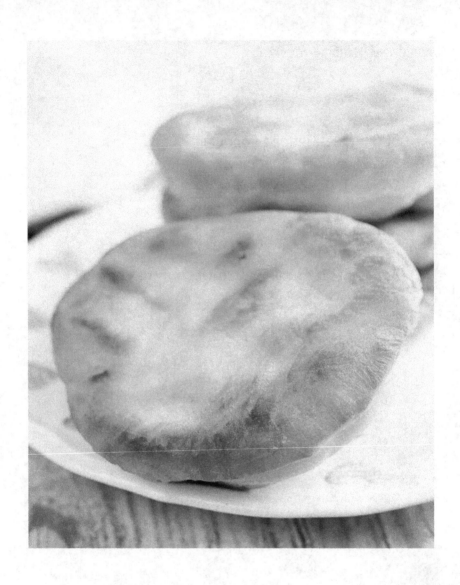

Пшоняний хліб

Бхакрі

- ½ кг борошна Jawar або Bajra (пшоняне борошно)
- Води - має бути достатньо, щоб тісто було м'яким, не надто сухим чи надто вологим, але придатним для місіння
- ½ ч. ложки солі

1. Змішайте борошно і сіль.
2. У середині сухої суміші зробити ямку і потроху додавати воду, перемішуючи руками.
3. Вимішуйте тісто, поки воно не стане однорідним.
4. Зробіть кульки розміром з м'ячик для гольфу, розкачуючи тісто між долонями.
5. Розплющити кульку між долонями, а потім занурити в борошно.
6. Покладіть це коло ще плоскіше, обертаючи його, стискаючи між долонями та пальцями.
7. Покладіть його на дошку та надайте круглої форми, як чапаті, але руками, а не качалкою.
8. Покладіть Бхакрі на гарячу сковороду. Збризніть на нього водою та розподіліть по одній стороні бхакрі .
9. Покладіть бхакрі на сковороду стороною, покритою водою, догори. Готуйте 10-15 секунд, а потім переверніть бхакрі . Випікайте водну сторону бхакрі , поки вона не підрум'яниться.
10. Вийміть бхакрі та покладіть верхню сторону прямо на відкритий вогонь. Коли воно набухне або підрум'яниться, воно готове.

• Примітка. Під час приготування бхакрі потрібно працювати дуже швидко, оскільки воно швидко висихає, а потім тісто розпадається .

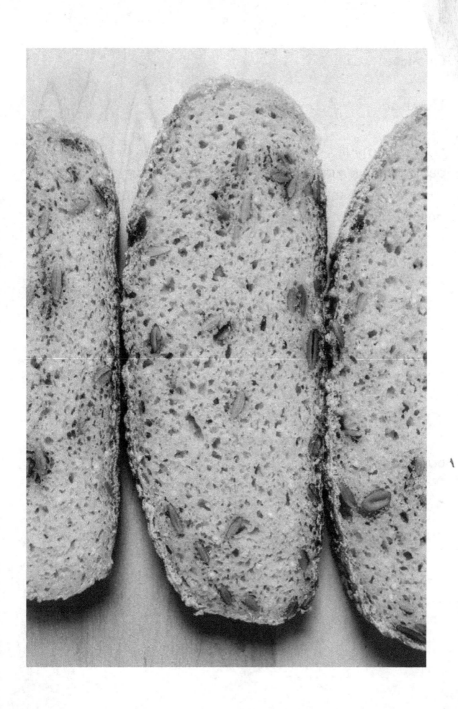

Овочевий хліб

Паратас

- 1 склянка тертих овочів (це можуть бути будь-які овочі, такі як морква, гарбуз, картопля, капуста, цвітна капуста, редька, шпинат, помідори, коріандр, листя пажитника, овочева суміш тощо)
- 1 склянка пшеничного борошна
- 1 склянка мунг даль борошна
- 2 ч. Л. тертого імбиру
- 5 - 6 листочків каррі
- 1/2 ч. Л. насіння кмину
- 1 ч. Л. порошку коріандру
- 2 ст.л олії
- Вода

1. Додайте натерті овочі до пшеничного і мунг дал борошна
2. Додайте кмин, сіль і порошок коріандру.
3. Додайте імбир і терте листя каррі.
4. Додати масло і воду.
5. Вимішуйте, поки тісто не стане м'яким і гладким, потім дайте йому постояти 10 хвилин.
6. Розкачайте кульки з тіста в тонку круглу або трикутну форму.

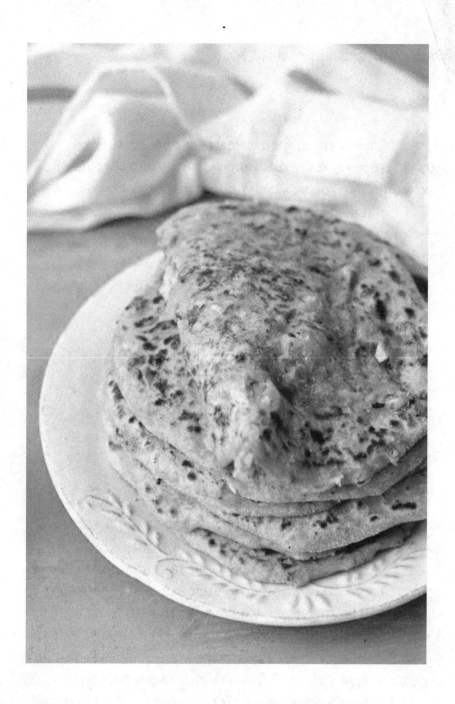

Овочевий фарширований хліб

Парата

- 2 чашки варених овочевих пюре, таких як морква, гарбуз, картопля, шпинат, помідори тощо або їх комбінація. Також можна додати варену сочевицю.
- 1 склянка пшеничного борошна
- 1 склянка борошна мунг дал - або борошна з нуту тощо
- 1/2 чайної ложки гірчиці SDS
- 1/2 ч. Л. насіння кмину
- 1/2 ч. ложки коріандру пдр
- 1/2 ч. ложки тертого імбиру
- 7-8 листочків каррі
- Прищіпка асафетиди
- 2-3 ст.л олії
(за бажанням)
Сіль за смаком

1. Приготуйте тісто з пшеничного борошна та борошна мунг дал, додавши чайну ложку олії та достатньо води, щоб вийшло тверде тісто.
2. Розігрійте чайну ложку олії, потім додайте зерна гірчиці. Коли вони спливуть, додайте імбир, кмин, коріандр, асафетиду, листя каррі та цукор.
3. Додайте протерті овочі та перемішайте.
4. З овочевої суміші скачайте кульки і викладіть на середину кулі з тіста. Затисніть тісто навколо суміші.
5. Акуратно розкачайте тісто в круглу або трикутну форму.

6. Обсмажте   на таві або сковороді з невеликою кількістю олії по кілька хвилин з кожного боку.

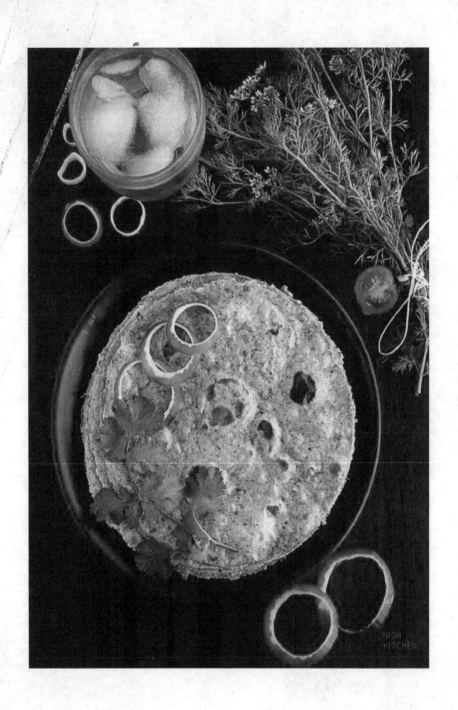

Морквяний фарширований хліб

Гаджар Паратхас

- 1 склянка пшеничного борошна
- 2 великі моркви – натерти
- Сіль за смаком
- Цукор за смаком
- 1 ч. ложка олії, плюс ще одна для тіста
- $\frac{1}{2}$ чайної ложки насіння кмину
- 1 ч. Л. імбиру – тертого
- Подрібнене листя коріандру
- 1 ч. Л. лимонного соку

1. На сковороді розігріти олію. Додайте насіння кмину, потім додайте імбир, моркву та сіль. Перемішати і обсмажити 3-4 хвилини до готовності. круто Додайте лимонний сік.

2. Приготуйте тісто, змішавши пшеничне борошно з чайною ложкою олії та достатньою кількістю води, щоб вийшло тверде тісто.

3. Частину морквяної суміші скачайте в маленьку кульку та покладіть на середину кульки тіста. Затисніть тісто навколо суміші.

4. Акуратно розкачайте тісто в круглу або трикутну форму.

5. Обсмажте на таві або сковороді з невеликою кількістю олії по кілька хвилин з кожного боку.

Хліб з картоплею

Батата Паратха

- 2 склянки картопляного пюре
- 1 склянка пшеничного борошна
- 1 склянка борошна мунг дал - або борошна з нуту тощо
- 1/2 чайної ложки гірчиці SDS
- 1/2 ч. Л. насіння кмину
- 1/2 ч. ложки коріандру пдр
- 1/2 ч. ложки тертого імбиру
- 7-8 листочків каррі
- щіпка асафетиди
- 2-3 ст.л олії

(за бажанням)

Сіль за смаком

- 1 ч. Л. лимонного соку

1. Приготуйте тісто з пшеничного борошна та борошна мунг дал, додавши чайну ложку олії та достатньо води, щоб вийшло тверде тісто.
2. Розігрійте чайну ложку олії, потім додайте зерна гірчиці. Коли вони спливуть, додайте імбир, кмин, коріандр, асафетиду, листя каррі та цукор.
3. Додайте картопляне пюре і перемішайте. круто Додати сік лимона.
4. Скачайте картопляну суміш у кульки та покладіть на середину кулі тіста. Затисніть тісто навколо суміші.
5. Акуратно розкачайте тісто в круглу або трикутну

форму.

6. Обсмажте   на таві або сковороді з невеликою кількістю олії по кілька хвилин з кожного боку.

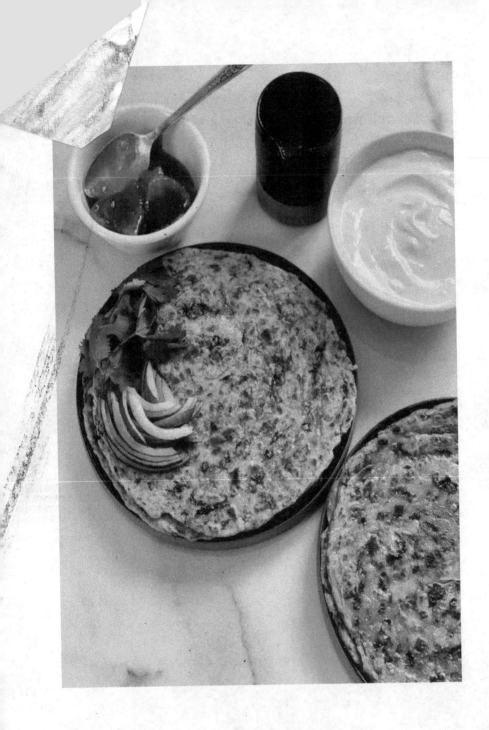

Солодкий хліб / Чапаті

- ½ чашки мунг дал (промитого) або нутового дала (чана дал)
- ½ чашки нефриту /цукру-сирцю або коричневого цукру або суміші половини білого та половини коричневого цукру
- 4 щіпки кардамону порошок Додатково : кокос, мускатний горіх або какао-порошок

1. Варіть маш в одній чашці води протягом 10 хвилин або до готовності.
2. Продовжуйте готувати, поки вся вода не випарується (5-10 хвилин). Додайте цукор і продовжуйте варити до густоти. Суміш буде дуже густою, як спред. круто
3. Додайте кардамон або будь-які інші інгредієнти.

Поллі - хліб
- 1 склянка пшеничного борошна
- 1 ч. Л. олії
- Вода

1. Змішайте обидва інгредієнти.
2. Додати воду, щоб замісити тісто. Додайте ще чайну ложку олії і замісіть тісто. Залишити мінімум на годину або більше (2 години), щоб тісто стало більш еластичним.
3. Зробіть 1-дюймові кульки з пурану /начинки та покладіть у 1-дюймові кульки тіста, розплющивши

тісто. Защипніть тісто навколо начинки.

4.   Розрівняйте тісто до кругликів товщиною $\frac{1}{2}$ см.

5.   Готуйте на гарячій сковороді з невеликою кількістю топленого масла.

6.   Подавайте з топленим маслом.

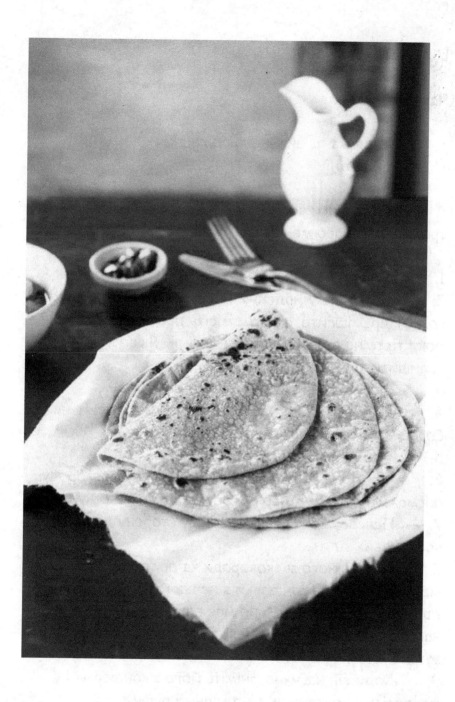

Цільнозерновий хліб

Чапатті

- 1 склянка пшеничного борошна
- 3 ч. Л. олії
- Щіпка солі
- 1/3 склянки води - може знадобитися додати трохи більше або менше

1. Змішайте борошно та сіль.
2. Зробіть поглиблення в центрі та додайте олію та воду. Перемішайте, а потім місіть протягом 5 хвилин, поки тісто не стане гладким і м'яким. Якщо є час, залишити тісто на 20-30 хвилин.
3. Зробіть з тіста кульки розміром 1 дюйм.
4. Візьміть кульку, умочіть ще трохи в пшеничне борошно і розплющіть кульку між долонями.
5. Розкачати качалкою.
6. Розкатані чапатті викласти на плиту/сковороду і обсмажити першу сторону протягом десяти секунд.
7. Переверніть і обсмажте іншу сторону до появи коричневих плям.
8. Зніміть його зі сковороди та поставте на відкритий вогонь конфорки з першої сторони (менш прожареної сторони). Воно має роздутися через швидке нагрівання та виділення пари з води в тісті, яка затримується в чапаті.)
9. Коли він набухне, зніміть його з конфорки та покладіть у контейнер, вистелений рушником. Накрийте рушником, щоб було тепло. Рушник

запобіжить
Чапаті від промокання від власного випаровування або
висихання від повітря.

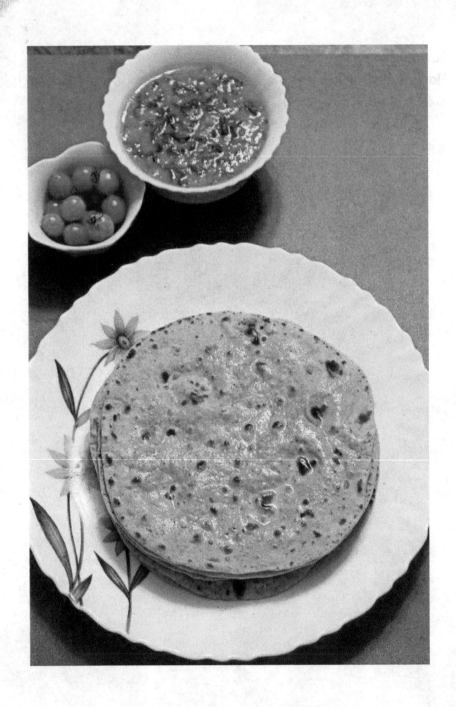